がんとたたかう最高のヨガ大全

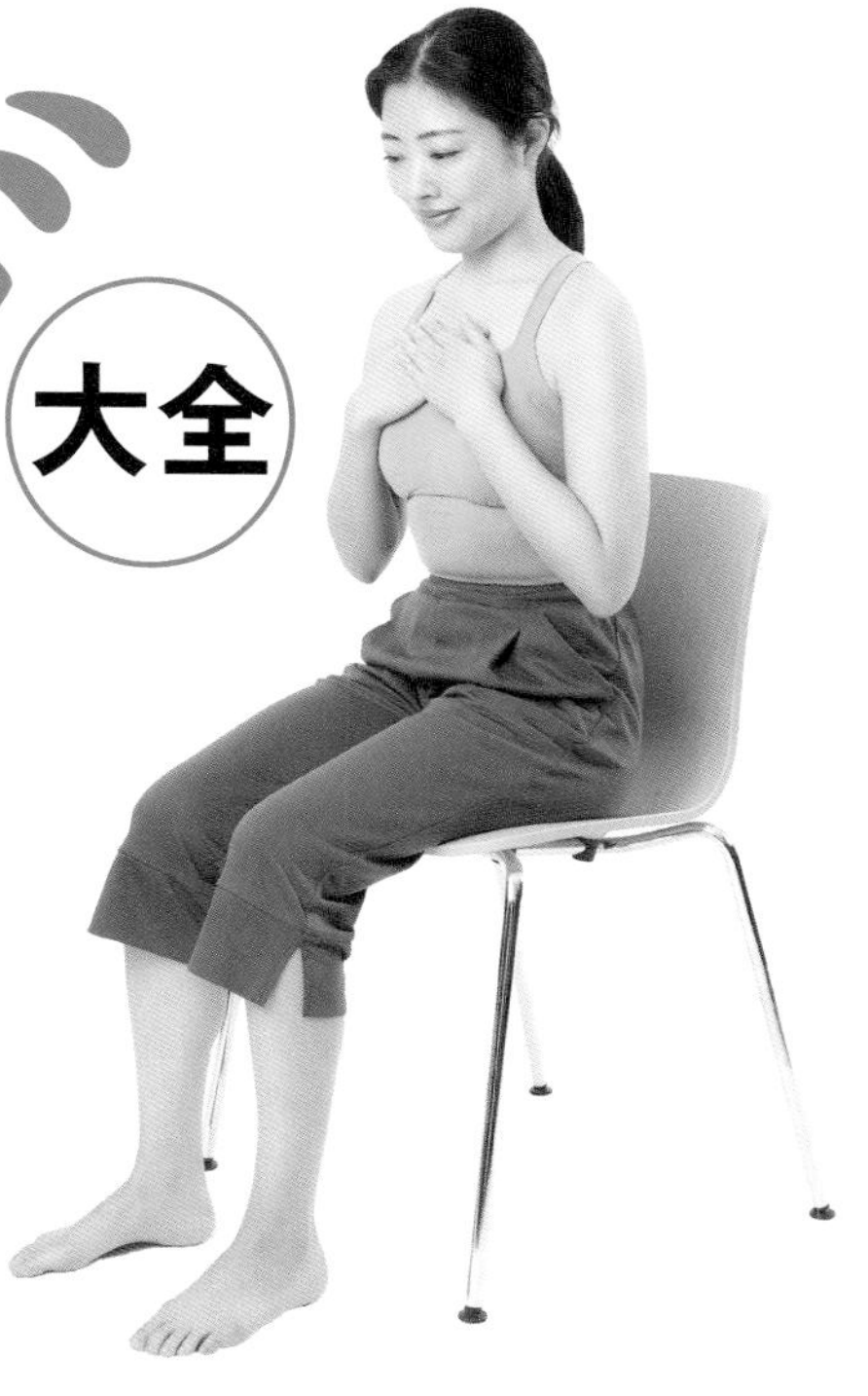

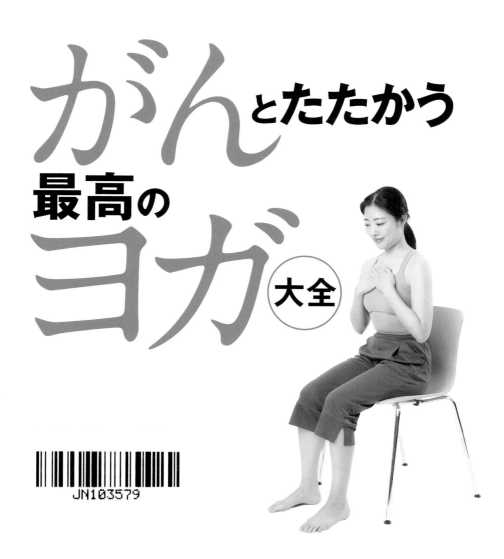

JN103579

文響社

はじめに

この本のタイトルを見て、「がんとヨガになんの関係があるのだろう」と思われた方が多いのではないでしょうか。実はヨガは、がんの患者さんにおすすめのセルフケアの一つで、がんの患者さんの心身の苦痛を軽減してより快適な毎日を送るのに役立つと考えられています。

●

患者の「患」という漢字は、心に串が刺さるようすからきているといわれますが、がんと診断された患者さんの精神的苦痛は計り知れません。がんになった患者さんは、告知直後はもちろん、治療中や治療が終わってからも、長期にわたってさまざまなストレスを抱えることになります。また、病気を治すためとはいえ、がんの治療による副作用によって身体的にも苦しみ、日常生活の質（ＱＯＬ）が下がってしまう人も少なくありません。

これまで医療は、病気そのものを治すことを中心に発展してきました。一方で、病気を抱えた人の精神面や日常生活にはあまり重きが置かれてきませんでした。最近はがんそのものの治療と同時に、患者さんの心のケアを行うことが重要視されつつあります。がんに伴うさまざまなストレスは、患者さんの心身をむしばみ、がんの治療や日常生活にさまざまな悪影響を与えることが明らかになっているからです。

がんの患者さんの心のケアの一つとして注目されているのが「ヨガ」です。実は近年、ヨガについての医学的な検証が多く行われており、研究データからヨガががんの患者さんの心身の苦痛を軽減することが明らかになっています。

本書では、がんの患者さんへのヨガの効果をエビデンス（科学的根拠）に基づいて紹介しています。解説するのは、日々がんの患者さんと接している私を含めた7名の医師たちです。この7名の医師は、現代医療で病気と向き合うとともに、患者さんの悩みや不安を少しでも軽くする手段としてさまざまな形でヨガを診療に取り入れています。

また、本書の第5章では、具体的なヨガのやり方も紹介されています。ひと口にヨガといってもさまざまな種類がありますが、今回は、患者さんを対象にしたヨガを推進している日本ヨガメディカル協会代表理事の岡部《おかべ》朋子《ともこ》先生に、がんの患者さん向けのヨガを指導していただきました。

ヨガというと、修行僧のように足を組んで瞑想《めいそう》する、そんなイメージかもしれ

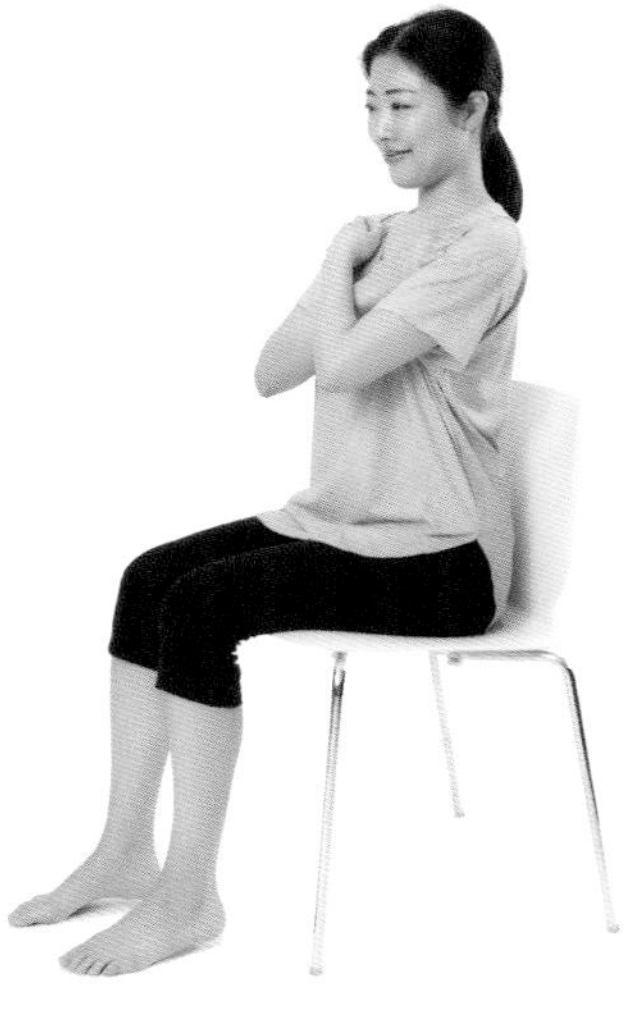

ません。そのためでしょうか。「体力が必要そう」「私には無理かもしれない」と思う方が多いようです。

しかし、第5章を見ていただくとわかるように、がんヨガ（がんの患者さん向けのヨガ）は患者さんの負担にならないような、簡単なポーズで構成されています。もちろん無理は禁物ですが、治療前・治療中・治療後のどの段階でも行えるので、がんに伴う心身の不調に悩んでいる人は、ぜひ試してみてください。

●

がんにかんする本は世の中にあふれています。しかし、ヨガという視点からがんの患者さんの心に焦点を当てた本は本書が初めてではないでしょうか。

この本ががんの患者さんのさまざまな悩みの解消に少しでも役立つことを心から願っています。

がん研究会有明病院副院長・乳腺センター長　大野真司

目次

第5章

がんヨガは体力に応じて思い立ったら布団でもイスでもでき、まずは呼吸法を覚えるだけでOK

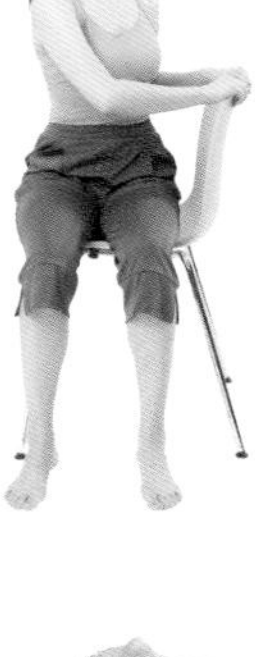

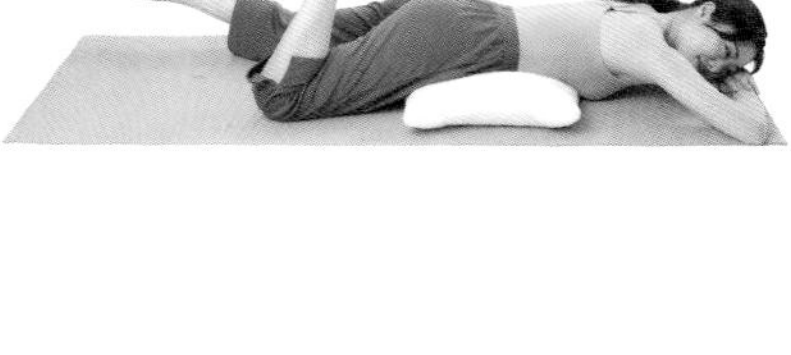

第6章

心が軽くなった！ 痛みが和らいだ！ がんヨガ体験談

第7章

がんヨガ　Q&A

序章

がん治療は飛躍的に進歩し
今や治せる時代になったが、
精神的ショックはいまだ大きく
治療に悪影響を及ぼすこともある

がんはもはや不治の病ではなく、医学の進歩で生存率は大幅に向上した

がんにかかる人の数は年々増加しており、日本人の50％以上、すなわち2人に1人が一生のうちに一度はがんになるといわれています。もはや、**がんは特別な病気ではなく、誰もがかかる可能性のある身近な病気**といえるでしょう。

がんは1981年に脳血管疾患《しっかん》に代わって日本人の死因第1位になり、それ以降、ずっとトップの座にいます。厚生労働省の「令和元（2019）年人口動態統計」によると、がんによる死亡者数は37万6425人で、これは日本人の死因の27・3％に当たります（図1）。つまり、3人に1人はがんで亡くなっている計算になるのです。こうした状況を知ると、がんはまるで「不治の病」のように思えるかもしれません。

しかし、それを否定するデータがあります。5年生存率*です。国立がん研究センター

＊ 正式には、5年相対生存率。がんと診断されて5年後に生存している人の割合が、日本人全体で5年後に生存している人の割合と比べてどのくらい低いかで表す

が行った調査を見ると、**全がんで5年生存率が年々上昇している**ことがわかります（図2）。女性のがんで最も多い乳がんは92・3％、前立腺《せん》がんに至っては99・1％に達しています。生存率向上の大きな理由としては、診断技術や治療の発展があげられます。医学の進歩に伴い、**生存率は今後さらに向上する**といわれています。

もちろんがんの種類や進行度にもよりますが、**もはやがんは「不治の病」ではなく、治せる可能性が高い病気になっている**のです。

（大野真司・片岡明美）

図1 主な死因別に見た死亡率の推移

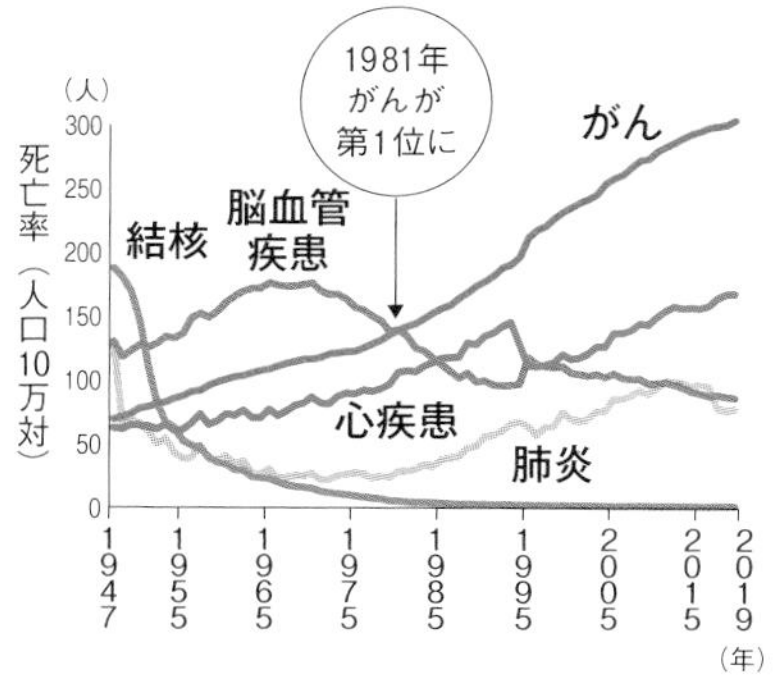

出典：厚生労働省「2019年人口動態統計」

図2 全がんの5年相対生存率の推移

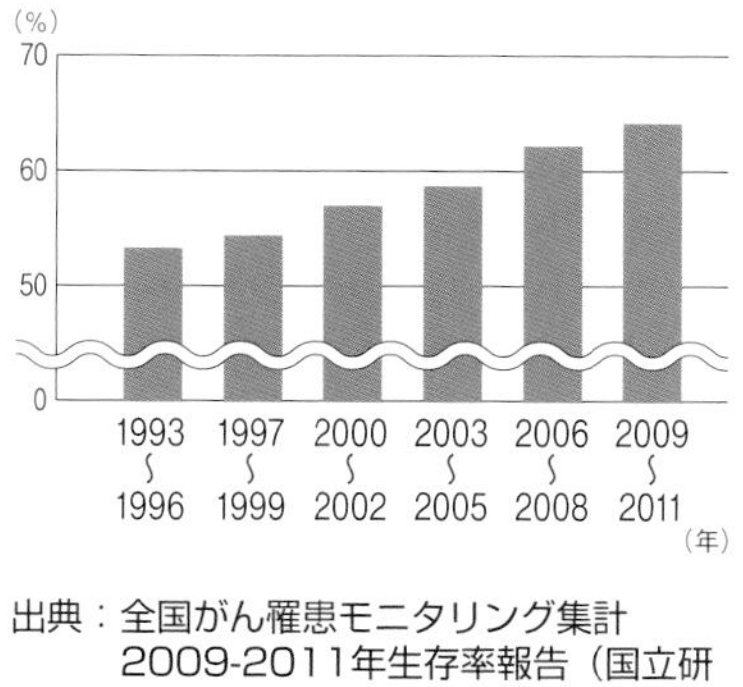

出典：全国がん罹患モニタリング集計 2009-2011年生存率報告（国立研究開発法人国立がん研究センターがん対策情報センター, 2020）独立行政法人国立がん研究センターがん研究開発費「地域がん登録精度向上と活用に関する研究」平成22年度報告書

しかしがんの精神的ショックは大きく、治療を受けられなくなる人もいる

医学の進歩に伴い、がんの生存率が年々向上しているとはいえ、がんを告知された患者さんが大きなショックを受けることに変わりはありません。

かつてがんが「不治の病」といわれていた時代は、本人にがんを告知することは一般的ではありませんでした。しかし、今日では、**がんの告知は基本**となっています。**患者さん本人が自身の病気について知ることには、さまざまなメリットがある**からです。一方で、世間では「がん＝不治の病」というイメージが依然強いため、がんと診断された患者さんの大半は、みずからの死を意識し、強い恐怖心や絶望感に襲われます。また、手術や薬などの治療で寛解《かんかい》したあとも、「転移しているのでは」「再発するのでは」と常に不安を抱いて過ごす人が少なくありません。

序章

がん治療は飛躍的に進歩し今や治せる時代になったが、精神的ショックはいまだ大きく治療に悪影響を及ぼすこともある

がんの患者さんが体験した悩み

2013年
件数=10,545件

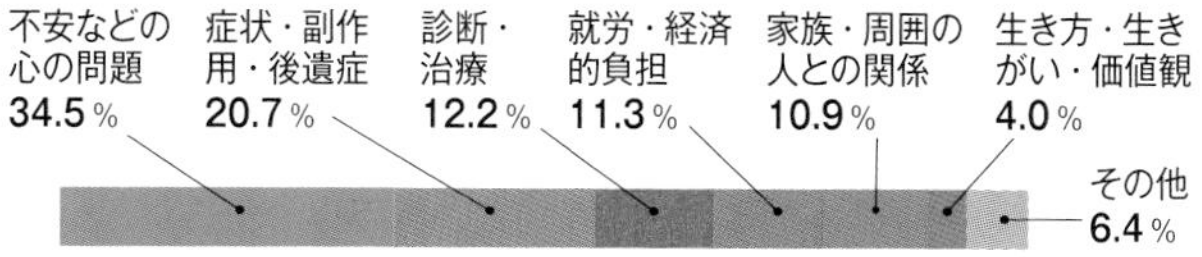

出典：がん体験者の悩みや負担等に関する実態調査報告書「がんと向き合った4,054人の声」(「がんの社会学」に関する研究グループ）より改変

このようにがんの患者さんは、告知後から治療後にかけて、長期にわたってさまざまなストレスに直面します。

実際に、2013年に実施された、がん体験者の悩みや負担などにかんする実態調査では、「気持ちが常に不安定」「少しでも体調に異変があると再発ではないかと心配になる」「この先どうなるのかが怖い」といった「不安などの心の問題」が悩み全体の34・5％を占め、実に**多くのがんの患者さんが心の苦しみを抱えている**ことが明らかになりました。

不安や恐怖心は、治療にも悪影響を与えます。不安や恐怖心が原因で抑うつ*状態になると、治療を前向きに受けられなくなってしまう人も多いからです。例えば、乳がん手術後に化学療法が必要な場合、通常であれば約92％が受けることができるのに対して、抑うつ症状のある人では約51％にとどまったという報告もあります。**せっかくの治療も受けられなくなるほどに、精神的に大きなショックを受ける患者さんが少なくない**のです。

（大野真司・片岡明美）

＊気分が落ち込んだり憂うつになったりする症状が持続すること

事実、がんの患者さんの半数は「不眠」に陥り、人知れず眠れぬ夜を過ごしている

がんになったことによる精神的なショックは、日常生活にさまざまな悪影響を及ぼします。その中の一つが**「不眠」**です。

患者さんの中には、がんになったことをきっかけに眠れなくなってしまう人が少なくありません。実際に、**がんの患者さんの20〜50%が不眠に悩んでいる**といわれています。また、がんになると、**不眠のリスクが約2倍高くなる**という報告もあります。読者のみなさんの中にも、不眠に悩んでいる人は多いのではないでしょうか。がんの治療前や治療中には、「この先どうなるのだろう」とさまざまな不安に襲われることが多くなります。治療後も、転移や再発についてなど心配事は尽きないでしょう。

日中は、周囲のさまざまな情報が目や耳から入ってきますし、やるべきこともいろい

ろあるので、不安な気持ちが思考のすべてを占めることはあまりないかもしれません。しかし、音も光もない暗闇の中で過ごす夜間は、日中とは比べものにならないくらい周囲の情報量が少なくなり、どうしても心配事が頭から離れにくくなってしまいます。そして、考えは悪いほう、悪いほうへと向かってしまい、不安がさらに大きくなります。その結果、**寝つきが悪くなったり、夜中や早朝に目が覚めたり、熟睡感が得られなかったりする**不眠に悩まされるようになるのです。

　がんの患者さんの場合は、精神的なストレスだけでなく、がんによる痛みや吐きけ、息苦しさ、下痢《げり》、発熱、かゆみといった**身体的なストレスも眠りを妨げる原因になるこ**とがあります。

　不眠状態が続くと、日中に頭がボーッとして集中力や注意力が低下したり、イライラすることが多くなったり、朝起きたときにだるさを感じたりします。また、不眠はうつ病の発症リスクを高めることも知られています。

　不眠は、がん治療にも影響を与えるので注意が必要です。睡眠不足が続いているがんの患者さんは、十分に睡眠が取れている患者さんよりも、痛みを強く感じることや一部の治療にいっそう耐えにくくなることが報告されています。

（大野真司・片岡明美）

さらに、3人に1人は「うつ状態」に陥り、がんとたたかう気力・体力が著しく減退

不眠に加えて多く見られるのが、**「うつ症状」**です。がんの患者さんの3人に1人が精神的な健康問題を抱えているという報告もあります。

がんと告知された患者さんは、**3段階の心の変化を経験する**といわれています。

告知直後から1週間くらいの第1段階では、強い衝撃を受け、頭の中が真っ白になって何も考えられなくなったり、「何かの間違いではないか」と否認したり、「なぜ自分ががんになったのか」という怒りを覚えたりします。

次に、一時的変調といわれる第2段階に入っていきます。食欲がわかない、集中力が低下するといった心身の不調が現れたり、不安や悲しみが交互に襲ってきたり、現実に落胆したりすることが多くなります。

さらに2週間ほど経過すると、動揺していた心がしだいに落ち着きはじめ、がんという病気を受け入れて立ち向かっていこうという適応時期の第3段階を迎えます。

しかし、患者さんによっては、第2段階からなかなか脱することができず、食欲不振や不眠、うつ症状で生活に支障をきたす**「適応障害」**や、こうした症状がより強く現れる**「うつ病」**に陥ることも少なくありません。国立がんセンターは、**がんの患者さんの35%が適応障害、17%がうつ病を有している**と報告しています。

うつ状態に陥ると、気力がわかず、家に閉じこもりがちになり、寝たきりのような日が続くこともあります。体を動かさないと体力が著しく低下し、治療の妨げになってしまうことも少なくありません。

（大野真司・片岡明美）

がんの患者さんの心の変化

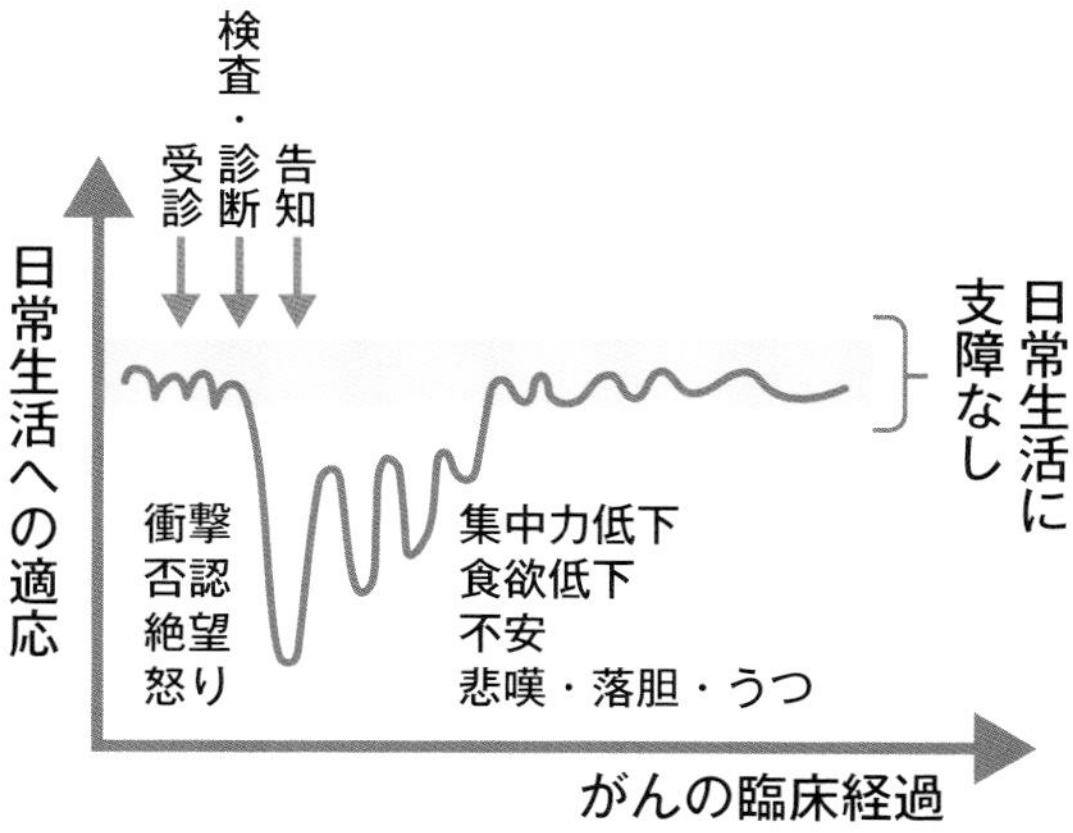

出典：e-ヘルスネット（厚生労働省）「がんとこころ」

医療機関や患者会を利用しつつ、うまく不安とつきあっていくことが大切

がんと診断されることで、大きなストレスを抱え、不眠やうつ症状に悩む患者さんは少なくありません。最近は、そうした不安を打ち明けたり、相談に乗ってもらえたりする場が増えてきました。例えば、「都道府県がん診療連携拠点病院」や「地域がん診療連携拠点病院」には緩和ケアチームとして、がんの患者さんの心のケアに対応する医師や心理士、看護師などが在籍しています。緩和ケアというと、がんの終末期の身体的な痛みを和らげるようなイメージを持たれる方が多いかもしれませんが、それだけではなく、心の（精神的）苦痛や社会的、スピリチュアル*な苦痛にも対応します。最近は、**緩和ケアを取り入れることで、さまざまな苦痛を軽減しながら治療を行うことができ、予後がよくなるという報告もある**ため、がんになったとき、いわゆる早期からの**緩和ケア**

＊ 生きる意味や価値を見失うことによる苦痛

の導入が推奨されています。また、がんと心の問題を扱う学問領域をサイコオンコロジー（精神腫瘍《しゅよう》学）といいます。がんという病気だけでなく、患者さんの思いや生き方、家族の心情にも焦点を当てるべきではないかという考えから、1970年代に誕生し、日本でも精神腫瘍科を標榜《ひょうぼう》する病院が増えてきました。治療を受けている医療機関に精神腫瘍科や緩和ケアチームがない場合には、**各都道府県のがん診療連携拠点病院の「がん相談支援センター」に問い合わせる**といいでしょう。

また、がん経験者が集まる患者会に参加して、「同じ立場の方と話して気がらくになった」「どのように対処したらいいかがわかった」といわれる患者さんもいらっしゃいます。**患者会の情報は、がん相談支援センターでも入手できます**。

こうした相談の場を利用しても、ふとしたときにつらくなることはあると思います。がんによる精神的負担は非常に大きく、不安で落ち込むのは、ある意味自然な反応です。無理に「頑張ろう」「前向きになろう」とする必要はありません。専門家に頼りつつ、お風呂につかったり、音楽を聴いたり、軽い運動をしたりするなど、自分に合ったリラックス法を行いながら、**不安な気持ちとうまくつきあっていくことが大切**です。

（森田幸代）

がんについての情報が入手できる主なホームページ

スマートフォン
QRコードから。

・国立がん研究センター がん情報サービス
https://ganjoho.jp/public/index.html
がん診療連携拠点病院や地域がん診療病院、がん相談支援センターを探すことができます。

・がん患者さんとご家族のこころのサポートチーム
（日本サイコオンコロジー学会）
https://support.jpos-society.org/
サイコオンコロジーや心のケアの方法について
わかりやすく紹介しています。

・日本対がん協会
https://www.jcancer.jp/
「がん予防・がん検診の推進」、「がん患者と家族の支援」そして
「正しい知識の普及・啓発」を目的にした情報を発信しています。
がんの無料相談も実施しています。

・がん情報サイト
（公益財団法人神戸医療産業都市推進機構）
https://cancerinfo.tri-kobe.org/
米国国立がん研究所が運営するがん情報データベース（PDQ®）
の内容を中心に、がんに関する最新情報を配信しています。

・がんサバイバー・クラブ（日本対がん協会）
https://www.gsclub.jp/
患者会や支援団体、イベントなどの情報や、
がん経験者のストーリーなどを提供しています。

第1章

不安・恐怖・うつを退け、がんとたたかう気力・体力がわく「ヨガ」を世界最高峰のがんセンターが採用し今注目の的

がんの患者さんへの効果が科学的に証明された「ヨガ」を日米の大学病院やがんセンターが続々導入

がんになるとさまざまなストレスがかかり、不安感や落ち込み、不眠などに悩む人がおおぜいいます。そんな**患者さんにおすすめしたいのが「ヨガ」**です。

私は乳腺《にゅうせん》外科の専門医として、2009年から1年4ヵ月ほど、米国テキサス大学のMDアンダーソンがんセンターに留学していました。この病院を留学先に選んだのは、がんにかんして世界でトップクラスの医療機関だからです。この留学で得た大きな収穫の一つが、ヨガとの出合いでした。ヨガというと日本では民間療法のイメージがありますが、米国ではがんの「補完医療」の一つとして盛んに研究されています。医療といっても、**ヨガでがんが治るわけではありません**。補完医療とは、西洋医学に基づく従来の治療に加えて、補足的に行われる医療のことです。ヨガの場合は、**標準治療とともに行**

うことで、がんに伴う精神症状や治療の副作用の軽減に役立つと期待されています。

米国では、MDアンダーソンがんセンターをはじめ、ボストンのハーバード大学医科専門大学院ハーバードメディカルスクールなど多くの医療施設で、患者さん向けのヨガ教室が開かれたり、ヨガを含めた統合医療*の講座が設けられたりしています。

留学当時、MDアンダーソンがんセンターでは、ヨガの臨床試験を実施していました。内容は、乳がんの術後、放射線治療中の6週間、週3回ヨガを行う群、週3回ストレッチを行う群、何もしない群に分けて、1、3、6ヵ月後の疲労の具合や睡眠障害の有無、生活の質（QOL）などを評価するというものです。

2010年にはこの試験をもとにさらに大規模な臨床試験が始まったのですが、私が驚いたのは、米国国立がん研究所（NCI）がこの試験に対し450万ドル（約4億4800万円）を超える助成金を出したことでした。NCIは抗がん剤の開発にも関与する、米国におけるがん研究の中心施設です。それだけ、**補完医療としてのヨガが注目されている**ということでしょう。

2011年の米国臨床腫瘍《しゅよう》学会では、前述の臨床試験の結果報告がありました。試験の結果、何もしない群は放射線治療後に疲労を感じたのに対して、ヨガ群とストレッチ

＊ 従来の医学と、安全性と有効性について質の高いエビデンスが得られている相補（補完）・代替療法を統合した療法のこと。ヨガも統合医療の対象の一つ

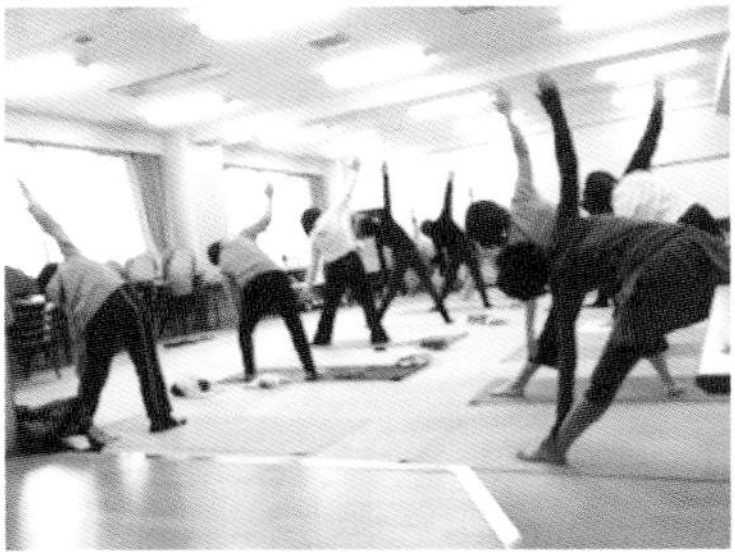
東海大学病院で開催されたヨガ教室

群では疲労が軽減していたそうです。注目すべきは、**ヨガ群では身体機能や全般的な健康状態について、より多くの改善報告があった点でしょう。また、ヨガを行った人たちは、ほかの群と比べて、がんによる日常生活の変化をより前向きにとらえる傾向にありました。**

こうした信頼性の高い研究結果から、ヨガががんの患者さんにさまざまなメリットをもたらすことを確信した私は、帰国後、勤務する大学病院で乳がんサバイバー向けのヨガ教室を開くようになりました。毎回20名ほどが参加して、とても好評だったのですが、新型コロナウイルス感染症拡大のため、残念ながら現在ヨガ教室は中止しています。当院だけでなく、日本でもヨガ教室を開く病院は少しずつ増えているようです。

ヨガはがん治療そのものの代わりにはなりませんが、がんによるストレス症状の軽減に役立ちます。**やり方を覚えれば自宅でも気軽にできて、治療の前後を問わず効果が期待できる**ので、がんによる不安感や落ち込み、不眠、倦怠《けんたい》感などの症状に悩む人はぜひ試してみてほしいと思います。

（新倉直樹）

ヨガは呼吸・瞑想・ポーズから成り、がんとたたかい生きる力を養う最高のメソッド

ヨガというと、「若い女性向け」「難しそう」「柔軟性が必要」といったイメージが強く、自分でやるにはハードルが高いと感じている人も多いかもしれません。

ヨガの発祥は古く、紀元前2500～1800年のインダス文明のころにはすでに行われていたとされます。ヨガの語源がサンスクリット語の「yuju」からきていること《つなぐ》を考えると、ヨガは心と体をつないで調和させることが出発点だったのでしょう。

ヨガは呼吸と瞑想《めいそう》、ポーズで構成されています。がんの患者さん向けのヨガ（5章参照）は、**ポーズを取ることではなく、呼吸・瞑想・ポーズを通して心身の緊張をほぐすことを目的としているので、老若男女を問わず無理なくできます**。がんの患者さんの心身を整え、前向きに生きる力を養うのに有効なメソッドといえるでしょう。（新倉直樹）

ヨガの呼吸は「心と体」をつなぐ自律神経を整え、不安や抑うつなどの負の感情を軽減

私たちの体は、息を吸うときには交感神経[*1]、息を吐くときには副交感神経[*2]が活発になります。気持ちが整っていると自律神経の活動は規則正しく変動します。しかし、不安などの負の感情に占領されているときには、呼吸は速く不規則になり、自律神経の活動も交感神経の緊張が高まると同時に、規則正しい変動が乱れてしまうのです。規則正しくゆっくりと息を吐く**ヨガの呼吸を行うと、副交感神経の働きが高まり、自律神経の変動リズムが規則正しくなります。同時に不安や抑うつなどの負の感情も和らぐようになります**。また、がんなどの慢性疾患《しっかん》の患者さんでは副交感神経の活動が低下し、心拍の変動幅（心拍変動）が低下しています。ヨガの呼吸法は低下していた副交感神経の活動を回復させ、心拍変動の値を正常に近づけることにも役立ちます。

（岡　孝和）

＊1 心身の働きを活発にする自律神経　＊2 心身の働きを落ち着かせる自律神経

ヨガの瞑想は「心」を整え、がんへのとらわれを減らし、前向きに生きる力をもたらす

ヨガの瞑想《めいそう》には心を整える働きがあります。人は気持ちが落ち込んでいると、何事も悲観的、否定的に考えがちです。ましてやがんの患者さんは、片時もがんのことが頭から離れず、将来の不安や後悔などで意識が占領されてしまうことも少なくありません。

ヨガの瞑想の第一歩は、**今の自分の体の状態や呼吸に、ただ注意を向ける**ことにあります。そうすることで**意識が不安や後悔から離れ**（脱中心化という）、**自分を客観視でき、視野が広がって新たな解決策を見つけやすくなります**。実際に、脳画像の研究により、不安を感じたときに活性化する扁桃体《へんとう》（脳の一部）の活動が瞑想を続けることで低下することが明らかになりました。また、瞑想を行うことで、感謝や思いやりの気持ちがはぐくまれることも脳科学の研究からわかっています。

（岡 孝和）

ヨガのポーズは「体」を整え、血液の流れを促してがんとたたかう体力を回復

ヨガのポーズには体を整える働きがあり、ポーズを行うと**筋肉の緊張がほぐれ、こりが解消**されやすくなります。その結果、**血流が促され、体のすみずみまで栄養や酸素が行きわたりやすくなり、疲労感の緩和や、体力を回復する効果**が期待できます。

また、ストレス時に多く分泌《ぶんぴつ》されるホルモン（コルチゾール）*の分泌量が、ヨガを練習した直後は減ることがわかっています。コルチゾールは通常、早朝に多く、夜間は少なく分泌されます。がんの患者さんはこの日内リズムが消失し、早朝の分泌が十分でないことが多いのですが、研究ではヨガのポーズを長期間、定期的に行うとコルチゾールの日内リズムが正常に戻る方向に変化することが確認されました。最近では、放射線療法による遺伝子（ＤＮＡ）の損傷を軽減するとの論文も出ています。

（岡　孝和）

＊ストレス時に副腎からストレスに対処するために分泌されるホルモン。ただし、慢性的に分泌が多くなるとストレス性疾患を招く

第2章

最新研究で「ヨガ」の効果が続々と判明！第1は不安で押しつぶされそうな気持ちを克服する「うつ抜け」効果

いまだかつてないほど大きなストレスで、気づかないうちにうつ状態に陥る人も多い

人にはもともと、つらい経験を受け入れて適応していく力が備わっています。一般的には、がんや再発の告知といった知らせを聞いたあと2週間ほどたつと、そのつらい出来事に立ち向かう気力がわいてくるといわれています。

しかし、患者さんによっては2週間たっても不安や落ち込みがひどく、適応障害やうつ病になってしまい、日常生活さえままならなくなることがあります。

適応障害とは文字どおり、自分にとってストレスになるような出来事に適応できず、その反応として**不安や落ち込み、憂うつな気持ち**が続くことをいいます。

一方、うつ病は適応障害の症状が重い状態です。最初からうつ病になる人もいますが、まず適応障害になり、それからうつ病に移行していくケースも少なくありません。

うつ病の二大症状は「抑うつ気分」と「興味・喜びの喪失」です。

抑うつ気分とは**気分の落ち込み、さびしさ、悲しみ、孤独感、自責**などの感情を指します。例えば、がんの患者さんの場合は、がんが治癒《ちゆ》する可能性の高い治療法があったとしても、「治っても、また再発するかもしれない」「自分は治療に耐えられそうにない」などと悪い方向に考えてしまう傾向にあります。

ストレスを受けたあとの心の変化

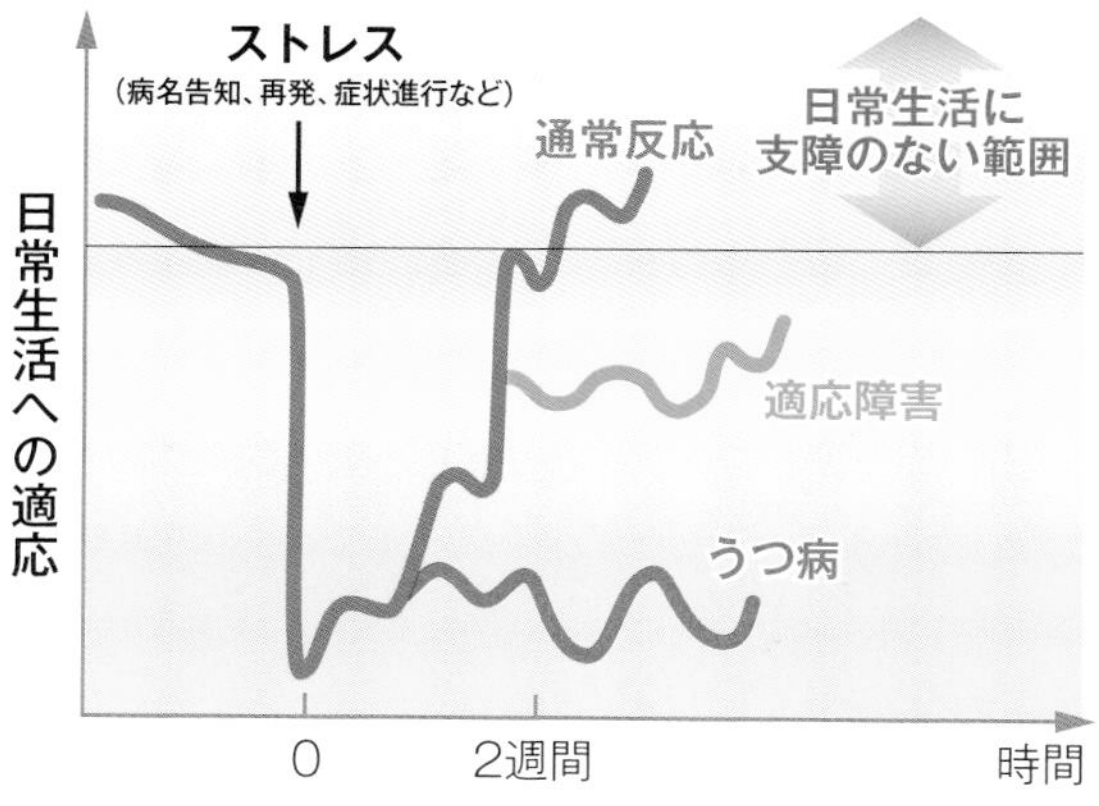

出典：国立がん研究センターがん情報サービス「がんと心」

興味・喜びの喪失は、**ほぼすべてのことに対して興味を失ったり、楽しいはずのことが楽しめなくなったりする**状態です。

そのほか、うつ病では精神症状に加えて、**「頭が重い」「吐きけがする」「食欲がない」「疲れやすい」といった身体的な症状**が現れることもあります。

こうした症状があっても、「がんだからしかたない」と考えて我慢している患者さんは少なくありません。確かに、がんになると精神的にも身体的にも大きなストレスがかかるので、心身の不調を感じることは多くなります。しかし、**日常生活に支障をきたすようであれば、医療機関を受**診したほうがいいでしょう。

うつ病は、早めの治療が肝心です。最近では、がん専門の精神科医（精神腫瘍《しゅよう》医）がいる病院も増えているので、**気になる症状がある人は、主治医やがん相談支援センター（21ページ参照）に相談し、精神腫瘍科や精神科、心療内科を受診するようにしてください。**

（大野真司・片岡明美）

うつ病チェック

必須症状

- ① **気分の落ち込み**（抑うつ気分）
- ② **何事にも興味が持てない。楽しいはずのことが楽しめない**（興味・喜びの低下）

その他の症状

- ③ **よく眠れない**（睡眠障害）
- ④ **食欲の減退あるいは増加**
- ⑤ **疲れやすい、気力の減退**
- ⑥ **自分を過剰に責める**（自責）
- ⑦ **思考力や集中力の減退**
- ⑧ **死にたいと思う**
- ⑨ **体がうまく動かない、話したり考えたりするのがゆっくりになる**

必須症状①②のいずれかに加え、その他の症状③～⑨のうち５つ以上が認められ、症状がほとんど一日中かつ２週間以上続く場合は、うつ病が疑われます。精神腫瘍科や精神科、心療内科などの受診がすすめられます。

不安感や抑うつ症状などがんに伴う心理的苦痛がヨガで退くと医師も注目

がんに伴う不安感や抑うつ症状に悩む患者さんにおすすめなのが「ヨガ」です。

がんの患者さんの中には、抗がん剤治療や放射線治療などの標準治療のほかに、鍼灸《しんきゅう》やマッサージ、健康食品などを利用している人も多いのではないでしょうか。2001年に行われた、がんの補完代替《だいたい》医療の利用実態調査では、患者さんの約45%が何かしらの補完代替医療を行っていることが明らかになっています。

補完代替医療とは、標準化された通常の医療と併用して（補完）または代わりに（代替）行われる非主流の医療の総称です。鍼灸やマッサージ、健康食品もこれに含まれます。補完代替医療は玉石混交です。そのため、厚生労働省では『「統合医療」情報発信サイト』*というウェブサイトで科学的な根拠のある情報を発信しています。

＊ https://www.ejim.ncgg.go.jp/public/index.html

ヨガも補完医療の一つで、サイトの中にはがんとヨガについての文献も収録されています。内容を見ると、「乳がんの患者さんの抑うつや不安、疲労を軽減したり、生活の質を改善したりする中等度の根拠が得られた」「乳がんの患者さんやサバイバーを対象にした研究では、うつや不安などの心理的苦痛を緩和することが示唆された」など、ヨガががんの患者さんの精神面にいい影響を与えることが示されています。

また、日本乳癌《にゅうがん》学会の「乳癌診療ガイドライン」では、「心理社会的介入は生活の質（QOL）や抑うつ、不安の改善効果に対して一定の有効性を認める」と評価されています。心理社会的介入の一つがヨガです。このように、**ヨガががんの患者さんの心理的苦痛の改善に役立つことはさまざまな研究で明らかになりつつあります**。精神的につらいとき、セルフケアの一つとしてヨガを活用するのも一案ではないかと思います。

がん研究会有明病院でもコロナ禍《か》前は、不定期でがんの患者さん向けのヨガ教室を開催しており、参加者からは**「不安や落ち込みが和らいだ」「眠れるようになった」**と好評でした。また、院内には職員向けのヨガサークルもあります。医療従事者のストレスは大きく、緊張の連続です。私たちもサークルのメンバーですが、ヨガは**ストレス解消や緊張の緩和に役立っていることを実感**しています。

（大野真司・片岡明美）

ヨガは体の声に意識を向けることで、心身の緊張を和らげ、不安や落ち込みを軽減する

ヨガの効果については、これまで国内外で500近くの無作為化（ランダム化）比較試験が実施されています。ランダム化比較試験とは、対象者を無作為に2群に分け、一方の群には研究したい内容を行ってもらい、他方の群は従来の方法を行ったり何もしなかったりしてその効果を比べる方法で、結果の信頼性が高いとされています。

がんの補完代替《だいたい》医療にかんするランダム化比較試験をまとめた『がんの補完代替療法クリニカル・エビデンス』には、ヨガの項目があります。そこには、**「ヨガは治療中のがん患者の抑うつ状態を軽減する」「心理的落胆や自覚ストレスを軽減する」「治療中のがん患者の不安を軽減する」**といった可能性が示されています。

こうした試験で用いられているヨガは、さまざまなポーズ、呼吸法、瞑想《めいそう》のどれか、

乳がんの患者さんや乳がん経験者に対して期待できるヨガの効果

⬇＝低下

身体的効果	心理的効果
倦怠感 ⬇	不安 ⬇
更年期症状 ⬇（タモキシフェンなどによる）	抑うつ気分 ⬇
関節痛 ⬇（アロマターゼ阻害薬による）	落胆 ⬇
	睡眠障害 ⬇
	睡眠薬の必要 ⬇

全体的効果：生活の質（QOL）の改善

生命予後に対する効果：現時点では不明

出典：乳がん患者、サバイバーに対するヨガの研究をもとに作成。岡孝和：日本統合医療学会誌10,20-25,2017.図１を引用。

もしくはそれらを組み合わせたものが大半です。

中でも**瞑想は特に、がんの患者さんの心にプラスに働く**のではないかと考えられます。瞑想というと難しく思われるかもしれませんが、ヨガの先生がポーズ中によくいう「体に意識を持っていく、呼吸に意識を持っていく」ことも瞑想の一種です。私は以前、この「体に意識を持っていくこと」の医学的意義に注目し、研究を行ったことがあります。

不安や恐怖などの感情は私たちにとって危険をいち早く察知し、対処するために必要なものです。その危険から身を守り、適切に対処するために、人間は周囲の人や環境など外の世界に注意を集中し、五感をフル回転させます。このとき、おなかがすいた、疲れた、体もうといった体が内から発する声（内受容感覚）を遠ざけてしまいます。これは短期的にはストレス状況を乗り切るために有用な策かもしれませんが、その状態が長く続くと、体が発する警告信号を無視しつづけることになり、体を壊してしまいます。

ストレス性疾患《しっかん》の患者さんの中には、自分にはストレスがないといい張ったり、疲れていることに気づかなかったりする人が少なくありません。こうした人は、ストレスに懸命に対抗するあまり、自分の体の声が聞こえなくなっているのです（失体感症）。

ヨガを通して体の声に意識を向けると、体の発する警告信号に気づきやすくなるため、自分の体を大切に感じるようになり、体をいたわるという対処行動を取りやすくなります。その結果、**心身の緊張が和らぎ、不安や抑うつ状態から抜け出しやすくなる**のです。このような変化をもたらす、つまり自分の体を大切に感じるようになることもヨガのよさといえます。

（岡　孝和）

さらに、ヨガを行うと体内にも変化が生じ、抗不安薬と同じ働きで不安症状を改善

ヨガを行うと体内にもさまざまな変化が生じ、不安やうつ状態の改善を助けます。初めに、私たちが身体的または精神的にストレスを受けたとき、体内でどのような反応が生じるかを見てみましょう。まず、心理的な変化として、不安感や抑うつ症状、落胆、疲労感が増したり、覚醒《かくせい》レベルが高まって眠れなくなったりします。

身体的には、ストレスが加わると、その刺激が脳を介して副腎《ふくじん》[*1]に伝わり、副腎ではコルチゾールやアドレナリン、ノルアドレナリンなどのストレスホルモンが分泌《ぶんぴつ》されます。これらが血流に乗って全身の臓器にその情報を伝えると、心拍数が増えたり、呼吸が速くなったり、肝臓にためられていた糖分が血液中に放出されて、血糖値が上がったりします。刺激情報は自律神経[*2]にも伝わり、交感神経[*3]が活発化する一方で、副交感神経[*4]

＊1 左右の腎臓の上にあり、生命の維持に欠かせない重要なホルモンを分泌する臓器

ヨガによって生じる変化

⬆＝上昇　⬇＝低下

（a）ストレス状態／ストレス性疾患

不安、抑うつ
陰性感情
疲労感
覚醒レベル亢進
破局的思考

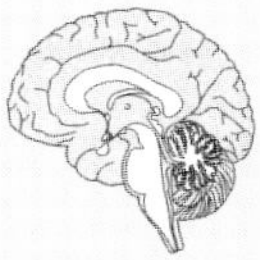

（b）ヨガによって生じる変化

不安、抑うつ ⬇
陰性感情 ⬇
疲労感 ⬇
睡眠改善
破局的思考 ⬇

（a）
交感神経活動 ⬆
迷走神経活動 ⬇
心拍変動 ⬇
HPA 軸
　急性：コルチゾール ⬆
　慢性：日内リズムの平坦化

⟷ 心身相互作用

（b）
交感神経活動 ⬇
迷走神経活動 ⬆
心拍変動 ⬇
HPA 軸
　急性：コルチゾール ⬇
　慢性：日内リズムの正常化

（a）
慢性低レベル炎症 ⬆
酸化ストレス ⬆
疼痛、それによる
機能・生活障害

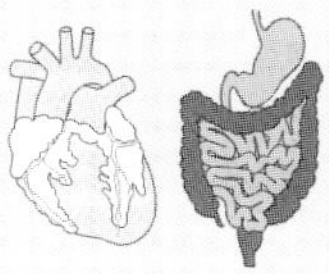

（b）
慢性低レベル炎症 ⬇
（NF-kB 、CRP、炎症性サイトカイン）
酸化ストレス ⬇
疼痛、それによる
機能・生活障害 ⬇

出典：岡 孝和　精神科37,16-21,2020.　図1を引用

の活動は抑えられます。**ヨガを行うと、こうしたストレス反応に対して逆の反応が生じる**ことが知られています。そのような反応が生じるメカニズムの一つとしてあげられるのが、脳内γ《ガンマ》ーアミノ酪酸《らくさん》（GABA《ギャバ》）の増加です。

ギャバは脳の神経細胞（ニューロン）から神経細胞へ情報を伝達する神経伝達物質の一種で、興奮した神経を鎮める役割を持っています。私たちの体が強いストレスにさらされると、不安感が生じますが、そのとき、興奮性の神経伝達物質が過剰に分泌されています。

＊2 意志とは無関係に血管や内臓の働きを支配する神経
＊3 心身の働きを活発にする自律神経　＊4 心身の働きをリラックスさせる自律神経

そのため、ストレス性疾患《しっかん》にかかると、しばしば、抗不安薬が処方されます。抗不安薬はギャバの働きを強めることで不安を解消し、ストレス性の症状を改善するからです。ヨガを行うと、**脳内ギャバの量が増える**という報告があります。不安症やうつ病の患者さんでは脳内ギャバの量が低下しているといわれているので、ヨガによって不安や抑うつが改善するメカニズムの一つに脳内ギャバが関与しているかもしれません。

そのほか、ヨガにより、**ストレスホルモンのコルチゾールの働きを抑えるオキシトシンの血中濃度が上がる**という報告もあります。実際にヨガを行うことで、血液中や唾液《だえき》中のコルチゾールの値が低下することも確認できました。

また、私の研究グループは、ヨガを行うと**脳のドーパミン神経系が活性化する**らしいという研究成果も得ています。ドーパミンとは、意欲や運動、快感に関係する神経伝達物質の一つです。例えば、お酒を飲んで気持ちよくなるのはドーパミンが大きく関与しているといわれます。ドーパミン神経系が活性化すれば、気持ちが前向きになれると考えられます。

このように、**ヨガを行うと体内にもさまざまな変化が生じ、その結果、不安や抑うつ症状など心理的苦痛の軽減に役立つ**のです。

（岡　孝和）

第3章

第2は不安や恐怖で寝つけず夜中に目が覚める不眠を正す「ぐっすり効果」で、眠れるようになり睡眠薬を減らせる人も多い

がんの患者さんは免疫力を維持するのにも重要な「睡眠」が障害されやすい

がん研究会有明病院の乳腺《にゅうせん》センターには、毎日多くの乳がんの患者さんが来院されます。**患者さんの訴えで多い症状の一つが、「眠れない」という不眠**です。

以前よりも治る可能性の高い病気になったとはいえ、がんに不治の病のイメージを持っている人は少なくありません。そのため、がんと診断されると、患者さんの多くはまるで死の宣告をされたかのように感じ、ふさぎ込んでしまいます。このような大きなショックを受けたとき、今までと同じようにぐっすり眠れるかというと、難しいものでしょう。

がんの患者さんの場合、こうした心理的な要因だけでなく、痛みや発熱、吐きけなど、**がんそのものによる症状**が不眠を招くことがあります。また、病室のベッドや枕《まくら》、室温など**入院による環境の変化**で睡眠のリズムをくずしてしまう人も少なくありません。抗がん剤やステロイド薬、鎮痛薬、免疫抑制薬、抗うつ薬などの**薬物治療の副作用**も不眠の原因の一つです。そのほか、がんとは関係なく、**うつ病や適応障害、せん妄《もう》などの精神疾患《しっかん》**によって不眠が引き起こされる場合もあります。

不眠のほか、がんの患者さんでは、体内時計が乱れて睡眠時間が望ましい時間帯からずれる「概日リズム睡眠障害」や、睡眠中に無呼吸状態になることでさまざまな合併症を招く「睡眠時無呼吸症候群」の人も多いといわれています。

不眠は、誰にとっても望ましいことではありません。なぜなら、**睡眠には重要な働きがある**からです。私たちの体は、眠っているとき、日中に活性酸素（攻撃力の強い酸素）によって傷つけられた体内の細胞や組織を修復したり、日中の活動でたまった老廃物を排出したりしています。また、睡眠には自律神経（意志とは無関係に血管や内臓の働きを支配する神経）のバランスを整える働きもあります。それ以外にも、睡眠には、気分を安定させる、血糖をコントロールする、免疫の働きを高めるなどの役割があることが知られています。

では、眠れない状態が続くと心身にどのような影響が現れるのでしょうか。睡眠不足が続くと、脳や体が十分に休息できないため、日中に眠くなったり、集中力や注意力が低下したり、疲れやすくなったり、イライラしたりして、日常生活に支障をきたします。また、自律神経の働きが乱れて、交感神経（心身の働きを活発にする自律神経）が優位になり、血管が収縮して血圧も上がりやすくなります。そのほか、睡眠不足が続くと、うつ病になるリスクが高まるとの報告もあります。

このように、**睡眠はもともと私たちの健康に深く関係**しています。ましてや**がんを抱えている人が不眠になると、心身への影響はより大きい**と考えられるでしょう。

不眠にはいろいろなタイプがありますが、主に次の四つに分けられます。

①**入眠困難**　寝床に入ってもなかなか眠れないタイプです。がんの患者さんに多く見られるのがこのタイプで、治療や将来について考えて頭が冴《さ》えてしまい、寝つけなくなります。

②**中途覚醒《かくせい》**　眠りに就いたあと、夜中に何度も目が覚めるタイプです。目が覚めても、そのあと再び眠れる場合は問題ないのですが、しばらく寝つくことができずに苦痛を感じる場合は、不眠と考えます。

③**早朝覚醒** 起きようと思っている時間よりずっと前に目が覚め、その後眠れなくなるタイプです。ただし、朝早く目覚めても、特に苦痛を感じていなければ不眠とはいいません。

④**熟眠障害** 睡眠時間は足りているのに、十分に眠った気がしないタイプです。ほかのタイプの不眠に伴うことが多く見られます。

軽度の不眠であれば、適度な運動など日常生活の工夫で眠れるようになることがあります。それでもなお、**眠れないことが原因で日常生活に支障をきたしたり、睡眠の悩みが1ヵ月以上続いたりする場合は、担当医師に相談**しましょう。必要があれば、精神腫瘍《しゅよう》医や心療内科医などの専門家を紹介してくれます。

（大野真司・片岡明美）

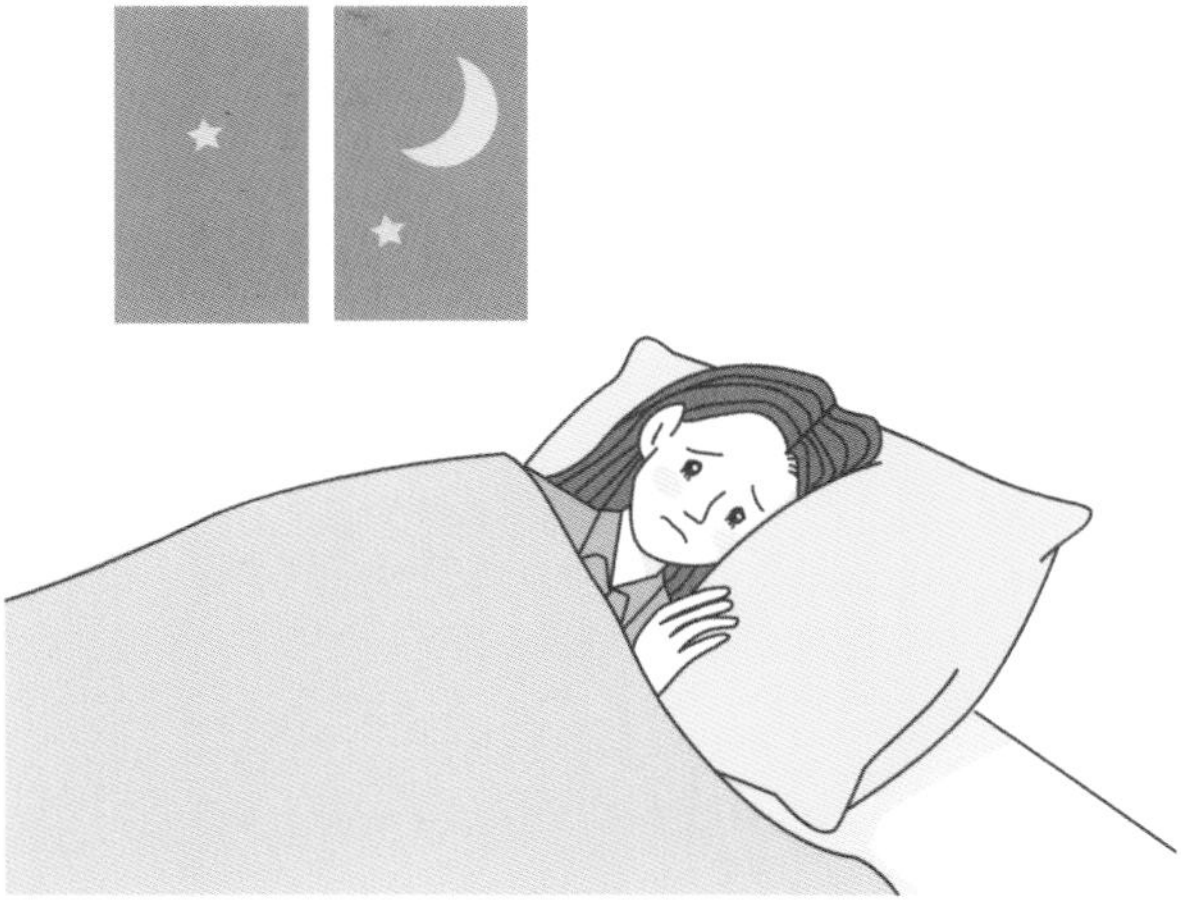

ヨガは不眠症治療にも役立ち、寝つきがよくなって睡眠薬を減らせる人もいる

私は大学病院で精神科医としてがんの患者さんの心のケアを担当しています。がんの患者さんの訴えで多いのが「不眠」です。

例えば、これから化学療法を受ける患者さんの場合は、「治療は効果があるのだろうか」「つらい副作用が出たらどうしよう」などといった不安なことばかり考えてしまって、眠れないことがあります。このようなときは、その**気持ちを誰かに話す**ことで落ち着く場合もありますし、**今後の見通しについて知る**ことで不安が和らぐ場合もあるので、**一人で考え込まないで担当医や看護師などの専門家に率直に話してみる**ことをおすすめします。

それでも落ち着かず、心配なことや悲観的なことばかりをクヨクヨ考えてしまう方も

おられます。このような状態が続くとうつ病になりやすいという報告もあります。逆にうつ病が不眠の原因になることもあるので、**不眠が続く場合は放置せずに適切な診察を受けてその原因に対処する**ことが重要です。

日本では質のいい睡眠を取るために「健康づくりのための睡眠指針2014」（厚生労働省健康局）が示されていますが、その中では不眠解消のために「適度な運動」を行うことが推奨されています。激しい運動だとよけい眠れないことがあるので注意が必要ですが、私ががんの患者さんにすすめている運動の一つがヨーガ（ヨガ）です。というのは、私は日本ヨーガ療法学会の認定ヨーガ療法士でもあり、ヨガのよさを実感しているからです。

私たちの体は、睡眠時には自律神経（意志とは無関係に血管や内臓の働きを支配する神経）のうち、心身の働きをリラックスさせる副交感神経が優位になるしくみになっています。**ヨガは副交感神経を優位にして心身をリラックスさせる**ことが報告されており、この効果が不眠の改善に役立つと考えられます。

実際に、**がんの患者さんを対象にしたヨガの研究では「睡眠障害の改善」や「睡眠の質の向上」といった結果が報告**されています。また、私が指導したがんの患者さんの中

＊ ヨーガ療法とは、伝統的ヨーガを研究し、改良を加えることによって、一般の人でも行うことができるように作られたヨガの種類

には、ヨガをすると先に述べたような**「寝る前にクヨクヨ考えること」が減って寝つきがよくなり、睡眠薬を減らせるようになった**方もおられます。

ヨガには難しいテクニックが必要なポーズから、誰もができる簡単なポーズ、呼吸の方法までいろいろな種類があります。一般的に、がんの患者さんでは病状により、ポーズが体への負担となり痛みやケガなどが生じる危険性もあるので、担当医にヨガを行っていいか確認してからヨガをするのがいいでしょう。簡単なポーズや呼吸法であれば、**それまであまり運動をしたことがない人や体力が低下している人でも気軽に取り組めます。**

また、がんと向き合う苦しい状況にあっても、何か（この場合はヨガ）に取り組むことができる自分に自信や誇りを持つことができ、そのことが落ち込んだ心を引き上げてくれる力になると思います。

ヨガを活用するとともに、**睡眠習慣を見直すことも不眠の治療にとってはとても大切**です。参考までにいくつか説明すると、例えば、カフェインには覚醒《かくせい》作用があり、リラックスさせるどころか、目を冴《さ》えさせるので入眠の妨げとなります。眠る3～4時間前に日本茶やコーヒー、紅茶などカフェインを多く含む飲料の摂取はさけましょう。

脳の松果体《しょうかたい》*で生成される睡眠ホルモンであるメラトニンには催眠作用がありますが、光でその分泌《ぶんぴつ》が抑制されます。パソコンや携帯電話、テレビなどの明るい光を寝る前に浴びると、その光によってメラトニンが減少し眠れなくなってしまうので、控えましょう。また、起床直後には、日光を浴び、体内時計をリセットしましょう。

夜眠れないと、昼間眠くなることがあると思います。この場合は眠けを我慢せずに、午後3時までに20～30分程度の昼寝をしてすっきりしてから、また活動することが望ましいです。

眠くないのに無理に眠ろうとすると、かえって緊張を高め、寝つけなくなります。何時に寝ようと決めて早い時間から布団に入るのではなく、**眠くなってから寝床に就く**ようにしましょう。どうしても眠れないときは、いったん寝床から離れて気分転換し、眠くなってから再度、寝床に就くといいでしょう。

不眠に悩む方でこのような生活習慣があれば、少しずつ改善してみてください。

なお、52ページに「健康づくりのための睡眠指針２０１４」に掲げられている「睡眠12箇条」を載せました。これも参考にしつつ、**適度な運動としてヨガを活用**してはいかがでしょうか。

（森田幸代）

＊脳の真ん中の深いところにある小器官

「睡眠 12 箇条」

1. 良い睡眠で、からだもこころも健康に。
2. 適度な運動、しっかり朝食、ねむりとめざめのメリハリを。
3. 良い睡眠は、生活習慣病予防につながります。
4. 睡眠による休養感は、こころの健康に重要です。
5. 年齢や季節に応じて、ひるまの眠気で困らない程度の睡眠を。
6. 良い睡眠のためには、環境づくりも重要です。
7. 若年世代は夜更かし避けて、体内時計のリズムを保つ。
8. 勤労世代の疲労回復・能率アップに、毎日十分な睡眠を。
9. 熟年世代は朝晩メリハリ、ひるまに適度な運動で良い睡眠。
10. 眠くなってから寝床に入り、起きる時刻は遅らせない。
11. いつもと違う睡眠には、要注意。
12. 眠れない、その苦しみをかかえずに、専門家に相談を。

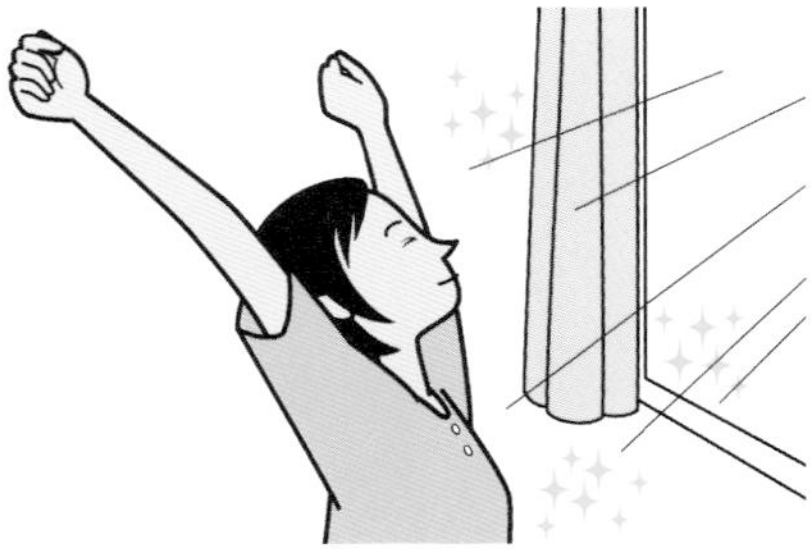

出典：「健康づくりのための睡眠指針2014」（厚生労働省健康局）

第4章

第3は抗がん剤や放射線、ホルモン療法の副作用や手術後の合併症を軽減し、がん治療を助ける「サポート効果」

ヨガは治療のどの段階でも活用でき、治療に伴う体のだるさを和らげる

ヨガのいいところは、**治療のどの段階でも取り組める**点です。治療の前後を問わず、行えば心理的苦痛の軽減だけでなく、ほかの効果も期待できます。

例えば、**ヨガには治療中・治療後の倦怠感《けんたい》を和らげる効果がある**といわれています。抗がん剤や放射線などの治療を受けると、治療中から体がだるい、体が重い、体がサッと動かないといった倦怠感を訴える人が少なくありません。そして、倦怠感は治療後もしばらく続く傾向にあります。

ヨガががんの患者さんの倦怠感に及ぼす影響について調べた研究結果は、複数報告されています。そのほとんどは乳がんの患者さんを対象にしたものですが、ヨガに取り組むことで倦怠感が改善したという結果が多く得られています。

体がだるいとき、運動をするのは億劫《おっくう》かもしれません。しかし、**ヨガなら動きも比較的簡単ですし、自宅で気軽に行うことができます**。倦怠感に悩まされている人は、無理のない範囲で試してみるといいでしょう。

ただし、治療のどの段階でも取り組めるといっても、すべてのがんの患者さんが行っていいわけではありません。がん治療の多くは骨が弱くなる傾向にあり、治療中の患者さんは骨折のリスクが高まるからです。

特に乳がんの患者さんの場合、女性ホルモンであるエストロゲンの濃度を下げる薬剤が使われることがあります。エストロゲンは、骨の新陳代謝（古いものと新しいものの入れ替わり）に関係しているホルモンで、骨からカルシウムが溶け出るのを抑制する働きがあります。そのため、エストロゲンの濃度が下がると、骨からカルシウムが多く溶け出て、骨がもろくなる骨粗鬆症《こつそしょう》を招きやすくなってしまうのです。

乳がんの患者さんはもちろん、それ以外の患者さんも、**ヨガにかぎらず運動を始めるときは、事前に主治医に行っていいかどうかを必ず確認してください**。

主治医から許可が出たら、安心してヨガに取り組みましょう。ただし、無理は禁物です。あくまでも自分のペースで行うようにしましょう。

（新倉直樹）

治療前から開始することで、治療中や治療後の合併症を軽減してくれる

「がんリハビリテーション」という言葉を聞いたことはありますか。リハビリテーション（リハビリ）というと、脳卒中や骨折の治療後に行う運動機能の回復訓練を思い浮かべるかもしれません。しかし、がんリハビリの場合は、治療後に運動機能の回復を図るだけではありません。がんと診断されたのち、**治療を開始する前の段階から、治療に伴う後遺症や合併症などを予防するために行ったり、治療中や治療後の機能障害に対して最大限の回復をめざして行ったりします**。さらに、積極的な治療が受けられなくなっても、本人や家族が希望する日常生活やその人らしい過ごし方が実現できるようにサポートするリハビリもあります。このようにがんの患者さんに対して行うリハビリは、近年その重要性が評価され、２０１０年度の診療報酬改定では「がん患者リハビリテーショ

ン料」が認められました。以降、がん診療連携拠点病院を中心に、がんリハビリを導入する医療機関が増えています。

がんの手術前後の時期に行う代表的なリハビリに「呼吸リハビリ」があります。食道がんや肺がん、胃がんなどで開胸・開腹手術を行うと、痛みや麻酔の影響で呼吸が浅くなり、たんを吐き出しにくくなります。その結果、肺が細菌に感染する肺炎などの合併症の危険が高まります。こうした術後の呼吸器合併症を防ぐために、術前から行うといいとされているのが呼吸リハビリです。日本リハビリテーション医学会の「がんのリハビリテーション診療ガイドライン」では**合併症の頻度を減らし、入院期間の短縮につながる**と推奨されています。運動などに加えて呼吸リハビリで欠かせないのが、呼吸筋や胸郭のストレッチ、深呼吸や腹式呼吸です。**ヨガは腹式呼吸を基本としているので、診断後から呼吸リハビリの一つとしてヨガを行うのはいい方法**だと思います。呼吸法だけではなく、胸郭や体幹のストレッチは深呼吸の質を高め、より深い呼吸がリラクゼーションにつながり、不安や睡眠障害も軽減してくれる可能性があります。**ポーズと組み合わせれば運動療法にもなり、体力の維持・向上にも役立ちます**。手術前に体力を高めることは、術後の回復を早め、社会復帰を果たすためにも大切です。

（土岐めぐみ）

ヨガは乳がんの患者さんが術後に行うホルモン療法に伴う更年期症状緩和にも役立つ

乳がんの患者さんの半数以上は、女性ホルモン（エストロゲン）の影響を受けてがん細胞が増殖するタイプといわれています。こうしたタイプの乳がんの患者さんに対しては、手術を行ったあと、転移や再発を防ぐためにホルモン療法が行われます。ホルモン療法ではエストロゲンの分泌《ぶんぴつ》や働きを抑える薬が用いられるため、更年期障害に似た症状が現れることがあります。実は**ヨガは、乳がんの患者さんのホルモン療法に伴う副作用の軽減にも役立つ**ことが明らかになっています。

ホルモン療法を受ける乳がんの患者さんが経験する、代表的な症状の一つが、**気温が高いわけでもないのに突然カーッと暑くなる、顔がほてる、のぼせる、汗をかくといったホットフラッシュ**です。

ホルモン療法によるホットフラッシュは、軽症の人も含めると50％以上の患者さんに現れるといわれます。海外のランダム化比較試験（37ページ参照）では、ヨガを練習した乳がんの患者さんグループは、しなかったグループと比較して、ホットフラッシュの頻度・重症度ともに有意に改善していました。

ホットフラッシュだけではありません。閉経後の乳がんの患者さんのホルモン療法に用いられる薬の一つに、アロマターゼ阻害薬があります。閉経後は＊副腎《ふくじん》から男性ホルモンが分泌されるのですが、アロマターゼと呼ばれる酵素によってエストロゲンに変換されてしまいます。この薬には、アロマターゼの働きを抑えて、エストロゲンの生成を減少させ、がん細胞の増殖を防ぐ働きがあるのです。ところが、この**アロマターゼ阻害薬の副作用として、関節痛や関節のこわばり、骨の痛みが起こる**ことが少なくありません。**このような副作用についても、ヨガを行うことで緩和**したという論文が報告されています。

こうした結果からヨガはホルモン療法に伴う副作用の改善に役立つと考えられます。ヨガはゆっくりとした動きが基本なので、**術後の人でも無理なく行うことができます**。副作用に悩んでいる人は試してみるといいでしょう。

（大野真司・片岡明美）

＊ 左右の腎臓の上にあり、生命の維持に欠かせない重要なホルモンを分泌する臓器

ヨガは体力を回復するためのリハビリとしてもすぐれ、社会復帰を応援

がんの患者さんでは、がんの進行やその治療の過程で、さまざまな障害が生じます。障害には、がんそのものによる痛みや骨折、マヒやしびれなどと、がんの治療による飲み込みや発声の問題、筋力や体力の低下、手足のむくみ、肺炎などがあげられます。例えば、乳がんの術後には肩の運動障害や腕のむくみ、脳や脊髄《せきずい》の腫瘍《しゅよう》では手足のマヒなどが見られます。こうした障害に対し、**診断直後からリハビリテーション（リハビリ）を行い、障害の予防や緩和、体力の回復や維持・向上を図る**のが「がんリハビリ」の目的です（56ページ参照）。

がんの患者さんの場合、**体力が最もあるのは診断時**です。その後、何も対策をとらなければ体力は衰え、治療を受けるとさらに低下することが少なくありません。

手術の場合は、体への負担から体力が奪われがちです。抗がん剤や放射線による治療でも、副作用による痛みや吐きけ、だるさなどで食欲が低下して栄養状態が悪くなったり、眠れなくなったりします。精神的なストレスを感じたり、意欲が低下したりして、ベッドの上で安静に過ごすことが多くなると、筋力が落ち、疲れやすくなるので注意が必要です。**筋力は1週間安静にするだけで、10～15％も低下する**といわれています。筋力の低下が続くと、座る、立つ、歩く、起き上がるといった日常生活動作（ＡＤＬ）が行えなくなり、治療の継続自体が難しくなるという新たな問題が発生しかねません。

もともとフレイル（加齢によって筋力や活力が低下し、放置しておくと要介護になる状態）の危険性が高い高齢者の場合、体力の低下は寝たきりにつながりやすくなります。がんそのものの治療はうまくいっても、体力が低下しているせいで要介護状態になってしまうケースも少なくないのです。

こうした事態をさけるには、**診断されたときから体力を維持・向上させておくことが大切**です。そうすれば、たとえ治療で体力が低下しても、その度合いを最小限に抑えることができるからです。その結果、**回復が進み、より早い退院が期待できます**。

体力の維持・向上に推奨されているのが、運動療法です。「がんのリハビリテーションガイドライン」では、特に**抗がん剤や放射線療法の治療中・治療後に運動療法を行うことは、体力の回復だけでなく、生活の質（ＱＯＬ）や倦怠《けんたい》感の改善に効果が高い**と強くすすめられています。では、どのような運動を行えばいいのでしょうか。アメリカのがんサバイバー向けのガイドラインでは、中等度の強さの運動を週に１５０分程度行うのが望ましいとされています。中等度の強さの運動とは、運動中にらくに呼吸ができるレベルをいい、具体的にはウォーキングやヨガが該当します。

ヨガは、いつでも自宅で気軽に行うことができるのでおすすめです。私自身がヨガをする関係で、私のまわりにはヨガのインストラクターの資格を持っている看護師や理学療法士もいます。例えば、在宅で終末期を過ごしていて最後までトイレで排泄《はいせつ》したいと希望した人に、訪問で看護師やリハビリ療法士が手すりなどの環境を整えたり、運動や体の使い方などを指導したりすることがあります。**運動などできないと思い込んでいた人が、ヨガの呼吸法から少しずつ始めて運動ができるようになった、**という話を聞いたことがあります。**人それぞれの健康状態に応じて、難易度の調整ができる**のもヨガのいいところです。体力のない人には、「まずは深い呼吸をするところから始めてみるといいですよ」とアドバイスしています。

（土岐めぐみ）

肥満は再発リスクを高めるため要注意で、ヨガはがんの患者さんのダイエットを助ける

世界中の研究から、肥満が大腸がんやすい臓がん、乳がん、子宮がんなど多くのがんの発症リスクを高めることがわかっています。そのため、**ＢＭＩ（体格指数）を18・5以上25未満に保つことは、発がんリスクを下げる**と考えられます。ＢＭＩは体重（キロ）÷身長（メートル）÷身長（メートル）で求められます。

では、がんと診断されたときに肥満だと、どのような影響があるのでしょう。私の専門である乳がんについては、肥満と乳がんの再発および死亡リスクを研究した論文が多く出ています。**肥満の乳がんの患者さんはそうでない患者さんと比べ、再発のリスクが1・4〜1・8倍高い**ことが示されています。乳がんと診断後に体重が増加して肥満になった場合はどうでしょう。研究によると体重が5キロ程度以上増えると、乳がんによる死

亡リスクが約1・6倍増加することが示されています。ほかのがんでも肥満は再発や死亡のリスクを高める要因になると思われます。**がんの患者さんは肥満にならないように心がけることが大切**です。それには、**食べすぎないこと**と**適度な運動**が有効でしょう。

ヨガはまさに適度な運動ではありますが、通常のヨガのポーズの動作はゆっくりなので消費カロリーはわずかです。体重50キロの人が30分間行ったときで約70キロカロリーにしかなりません。これは30分の掃除機かけ（約87キロカロリー）よりも少ない消費カロリーです。

では、ヨガにはダイエット効果は全くないのでしょうか。私の妻もヨガをしているのですが、彼女や彼女のヨガ仲間たちに、誰1人として肥満の人はいません。彼女たちがいうには、ヨガを始めるようになって以来、あまり暴飲暴食をしなくなり、野菜中心の食事になったそうです。ヨガを行うことによって、自律する意識が生まれ、それがバランスの取れた食生活につながっているのかもしれません。

いくら肥満を防ぐためとはいえ、いきなり運動をするのはがんの患者さんにはハードルが高いと思います。しかし、**ヨガのような軽い運動から始めて、徐々に運動の強度を上げていけば、無理なくダイエットにも挑戦できる**でしょう。このようにヨガは、直接的にではありませんが、間接的にダイエットにも役立つと考えられます。（新倉直樹）

第5章

がんヨガは体力に応じて思い立ったら布団でもイスでもでき、まずは呼吸法を覚えるだけでOK

心が落ち着くがんヨガの呼吸

この章では、自宅でできるがんの患者さん向けのヨガ（がんヨガ）のやり方を紹介します。がんヨガは、体への負担が軽く、体力が落ちていても無理なくできるポーズで構成されています。とはいえ、いきなり体を動かすのはハードルが高いと感じる人もいるかもしれません。その場合はまず、呼吸法から試してみましょう。

鼻から大きく息を吸って鼻から吐くのが、がんヨガの呼吸の基本です（口から吐くほうがらくな場合は、口から吐いてもＯＫ。自分が気持ちよく感じるのが一番）。不安や苦痛を感じているとき、私たちの呼吸は自然と速く、浅くなっています。まずは一度、ゆっくり呼吸をしてみましょう。それだけでも心が落ち着くのを感じるはずです。呼吸に慣れたら、がんヨガに挑戦してみましょう。

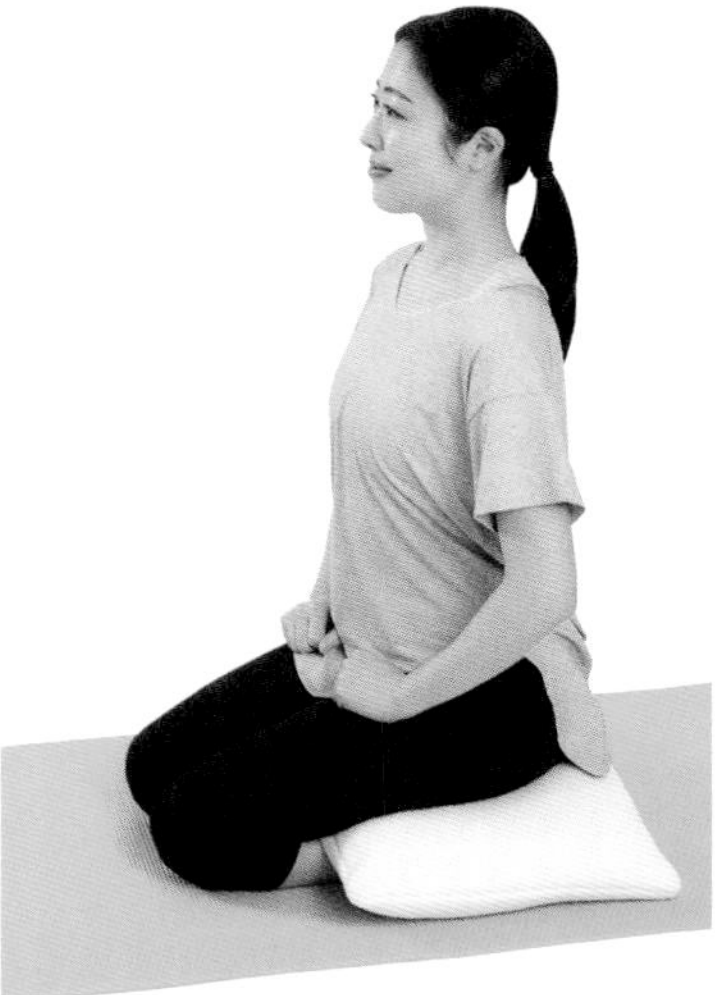

がんヨガ指導：岡部朋子／医療監修：新見正則

がんヨガを行うときの注意点

「基本のがんヨガ」では、布団の上でできる、がんの患者さんにおすすめのポーズを紹介しています。がんに伴う心身の不調に悩む人は、まずはこれだけ試してみてください。余裕がある人は「+α《アルファ》のがんヨガ」も行うといいでしょう。そのほか「悩み別のがんヨガ」は、ご自身の悩みに応じて、日常生活に取り入れてみてください。

がんヨガを行うさいは、以下の点に注意しましょう。

がんヨガを行うときの注意点

- **主治医に確認する**

患者さんの中には、治療や転移で骨が弱くなっている人もいます。必ず事前に主治医に確認し、許可が出てから行ってください。また、がんヨガを行って体調に異変が生じた場合は、無理をせずにすぐに中止しましょう。

- **体を大切に守る**

例えば、床にひざをついたときに痛い、硬いと感じた場合はひざの下にタオルなどを敷きましょう。自分の体に優しくしてあげることが大切です。

- **無理をしない**

無理をすると体を傷める危険があります。がんヨガの目的は完璧なポーズを取ることではありません。動くのが気持ちいいと思える塩梅を自分で探しましょう。

寝たままできる

基本の がんヨガ

朝や夜に布団の上でできる基本のがんヨガのポーズを5つ紹介します。朝起きたときや寝る前に1日1セット（基本の1〜5）を目安に行ってください。

1 寝たままできる

基本の がんヨガ

人はうつぶせの姿勢になると安心するといわれています。おなかの下に枕を置いて呼吸がしやすい空間を作り、おなかが枕を押すのを感じながら腹式呼吸をしてみましょう。

① おなかの下に枕を置いてうつぶせになり、重ねた両手におでこを乗せる。

② 鼻からゆっくり息を吸い込み、おなかを膨らませる。次におなかをへこませながらゆっくりと息を吐く。

ゆっくり吸って、できるだけ長く吐く

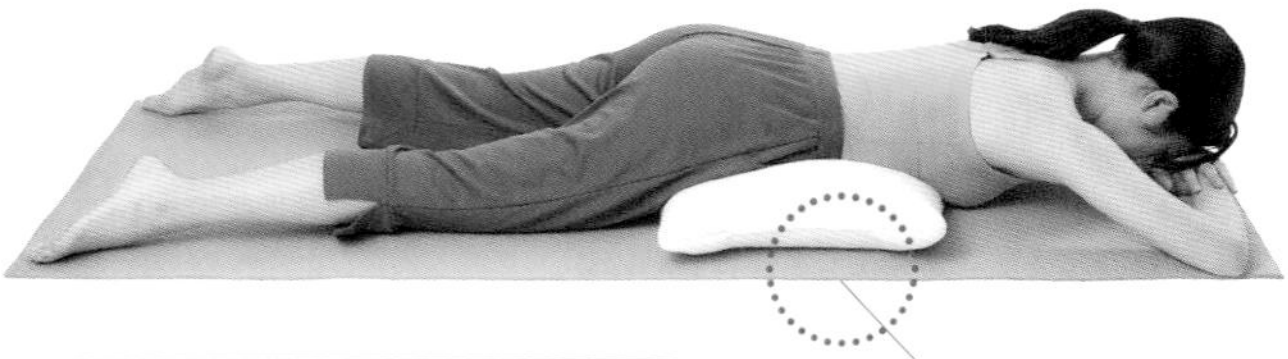

※吐く息の長さを少しずつ延ばして1〜2分行う。

呼吸がしづらいときは枕を二つ重ねる

新見先生 ▼ アドバイス

肋骨をあまり動かさず、横隔膜の上下動で呼吸をする腹式呼吸は、呼吸がゆっくりと、そして深くなるために、副交感神経が活発化して心も体も休まります。このポーズで腹式呼吸の練習をすると、自然とふだんの姿勢でも腹式呼吸ができるようになります。

2 寝たままできる

基本の がんヨガ

気持ちが落ち込むと運動不足になりがち。体を動かしたくないときでも簡単にできるポーズで筋肉が硬くなるのを防ぎましょう。

① おなかの下に枕を置き、
重ねた両手に顔を乗せて、うつぶせになる。

② 左右のひざを交互に曲げて、
かかとでお尻を4回たたく。

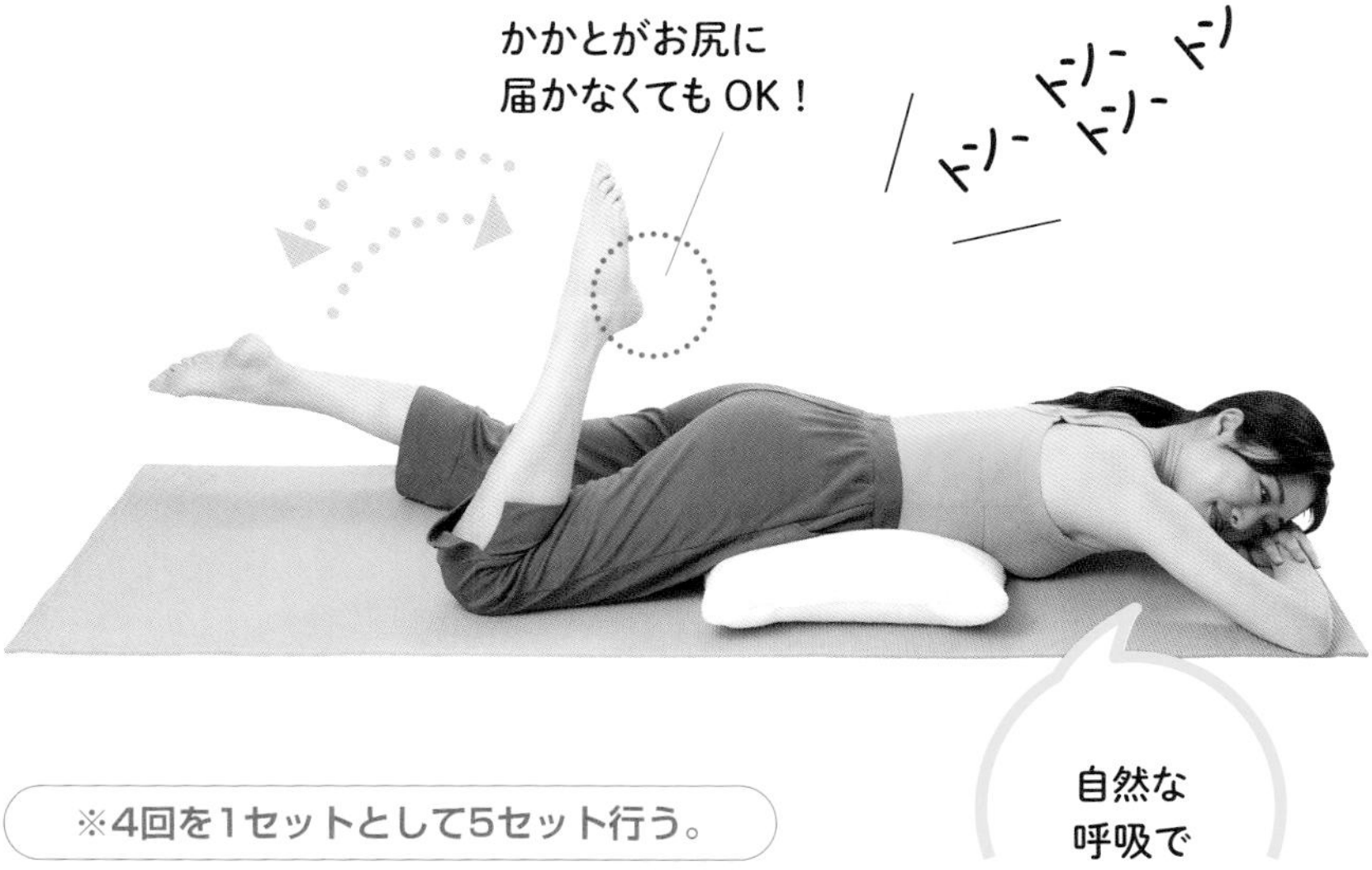
かかとがお尻に
届かなくてもOK！
トン トン トン トン
自然な
呼吸で

※4回を1セットとして5セット行う。

新見先生 ▼ アドバイス

立つ、座る、歩く、走るときによく使う重要な筋肉が太ももの後ろの筋肉（ハムストリングス）や太もも前にある大腿四頭筋です。少しずつでも動かして筋肉の衰えを防ぎましょう。

3 寝たままできる

基本のがんヨガ

気持ちが落ち込むと体の前面が縮こまりネコ背の姿勢になることも。気持ちいいと感じる範囲で、体の前面を伸ばします。

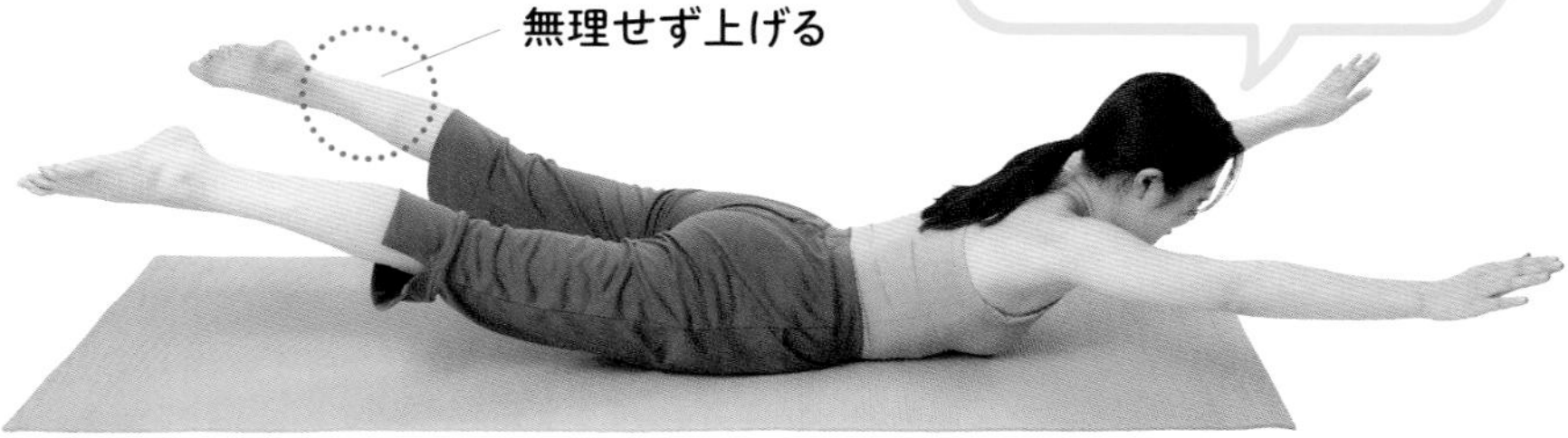

できる範囲で
無理せず上げる
自然な呼吸でキープ

① 両手を前に、
両足は腰幅よりやや広げて伸ばし、うつぶせになる。

② 鼻から息を吸いながら、両手、両足をゆっくり上げて、
浮かせたまま5秒キープする。

③ 息を吐きながら、ゆっくりと下ろす。
手足を下ろしてからも自然に呼吸を続ける。

※②③を2回行う。

難しい場合は…

片手を上げ、反対側の片足を浮かせるだけでもいい。徐々にできることを増やしていくことで達成感を味わえる。

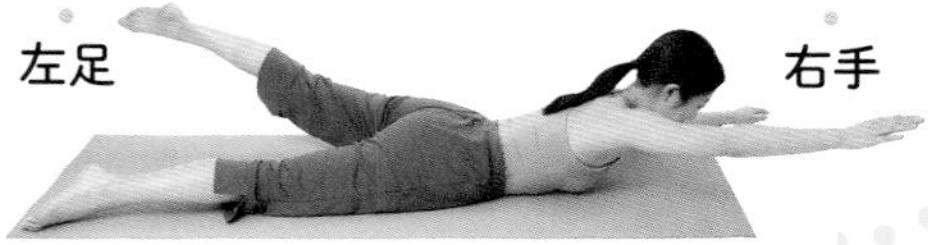

新見先生 ▼ アドバイス

背骨は体の軸として全身を支えるほかに、脊髄《せきずい》という神経の束の通り道でもあります。ネコ背になると、体だけでなく心にも悪影響を及ぼします。正しい姿勢を心がけましょう。

4 寝たままできる

基本のがんヨガ

腕は立って動くときの体のバランスの微調整を行っています。寝たまま鎖骨を意識し、腕をゆっくり回すと腕の動きがよくなります。

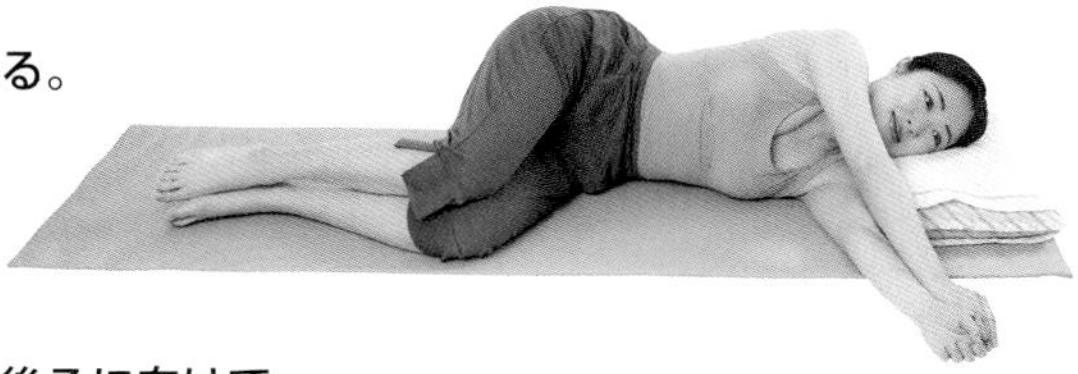

① 枕に頭を置いて横たわる。
両腕を前に伸ばし、
両ひざを前に曲げる。

② 上側の腕を体の前から後ろに向けて、
ゆっくり鼻で呼吸しながら大きく回す。
1呼吸（吸って、吐く）に1回のペースで
5回回す。

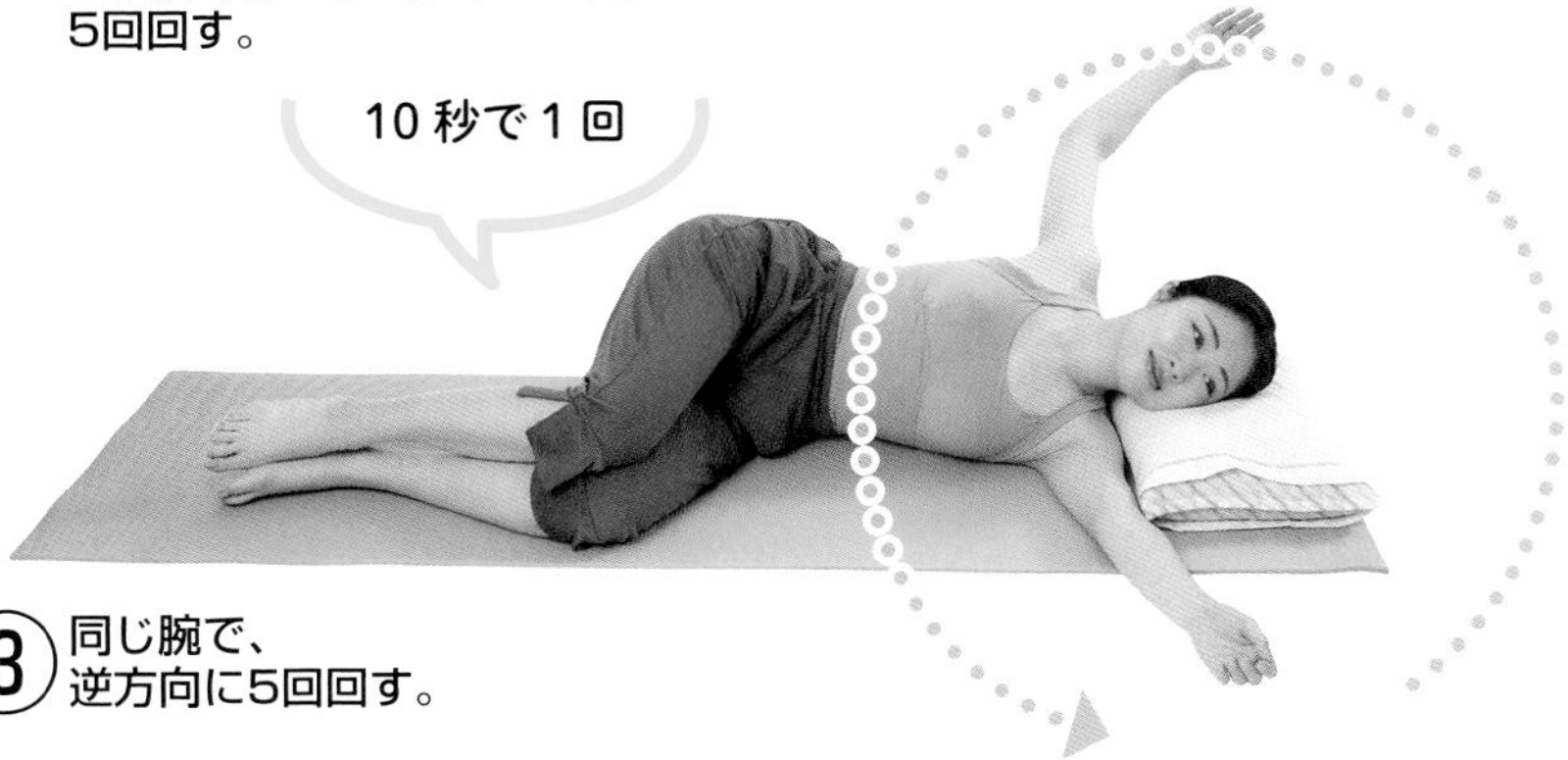

③ 同じ腕で、
逆方向に5回回す。

※姿勢を変えて反対の腕でも同様に行う。

新見先生 ▼ アドバイス

腕の動きが悪くなっていると、肩がこったり、姿勢のバランスを取りにくくなったりします。そのため、転倒や悪い姿勢を招きやすく、活動量の低下にもつながります。

5 寝たままできる

基本のがんヨガ

おなかとわきがグッと伸びるポーズ。骨盤から鎖骨にゆるやかな傾斜をつけることで、リンパ液が鎖骨に戻りやすくなります。

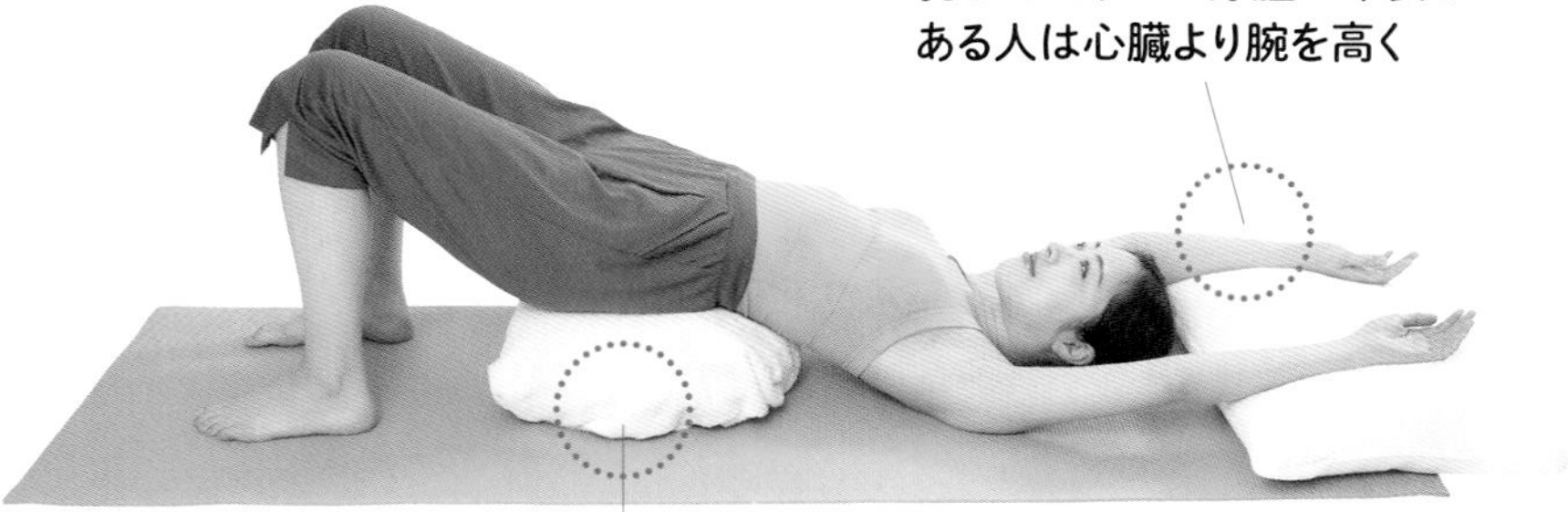

乳がんでリンパ浮腫の不安がある人は心臓より腕を高く

枕やバスタオルを重ねて高くする

① 重ねた枕の上に腰を乗せてあおむけになる。
足を腰幅に開いてひざを立てる。
ひじを軽く曲げて伸ばし、両腕を枕の上に置く。
手のひらは上向きに。

② 鼻で息を吸い込んで胸を膨らませたら、
ゆっくり吐き出す。

※5回行う。

新見先生 ▼ アドバイス

リンパ液は血管から染み出た血漿《けつしよう》やたんぱく質の成分などがリンパ管に再吸収されたもので、老廃物の回収などの働きがあります。がんの手術や放射線治療・抗がん剤治療などによってリンパ管に障害が生じ、リンパ液の流れが悪くなることがあります。

座って行う

+αの
がんヨガ

日中にイスに座ってできる+αのがんヨガのポーズを5つ紹介します。余裕のある人は基本のがんヨガに加えて1日1セット（+αの1～5）を目安に行ってください。

1 座って行う

+αの
がんヨガ

体幹をしなやかにするポーズ。腰が浮かないように体を回し、背骨と骨盤の動きを滑らかにしていきます。

左に1回、
右に1回

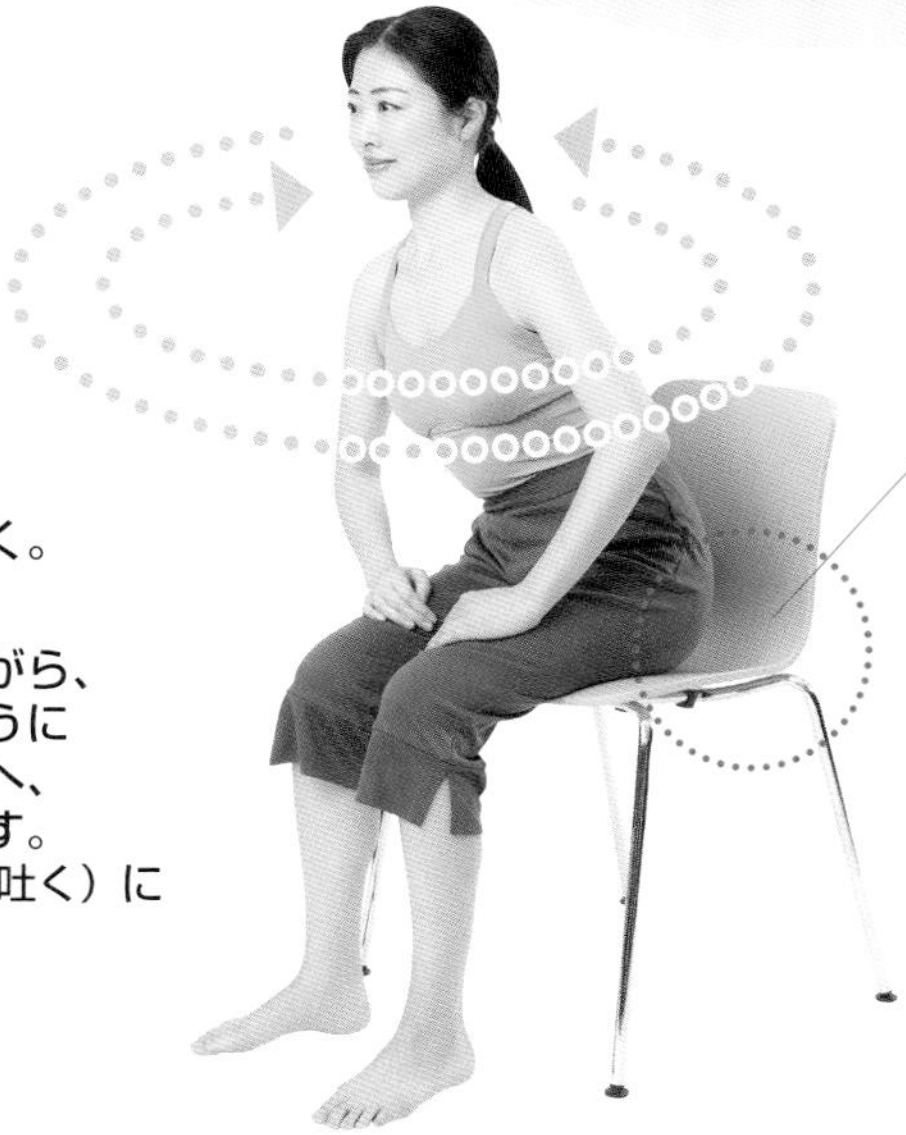

① イスに座り、足の上に手を置く。

② 鼻で呼吸をしながら、胸で円を描くように上半身を左方向へ、次に右方向へ回す。1呼吸（吸って、吐く）に1回のペースで10回回す。

新見先生 ▼ アドバイス

体幹は体の重心となる部位で、胴体をさまざまな方向に倒す、ひねるときに使ったり、姿勢を支えたりします。正しい姿勢や動作の維持には体幹に刺激を与えることが大切です。

2 座って行う

+αの がんヨガ

胸を開いたときの気持ちよさを、両腕を回して感じてみましょう。腕のつけ根は肩ではなく、鎖骨の中心にあると思って回します。

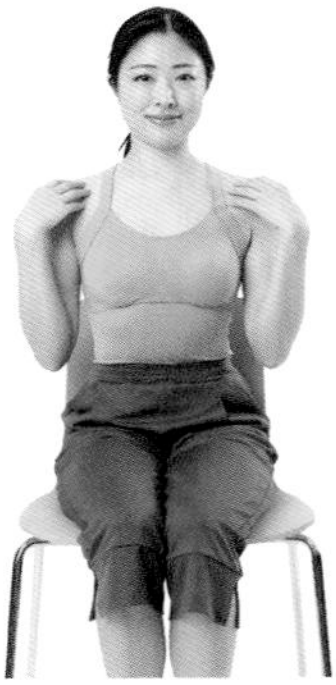

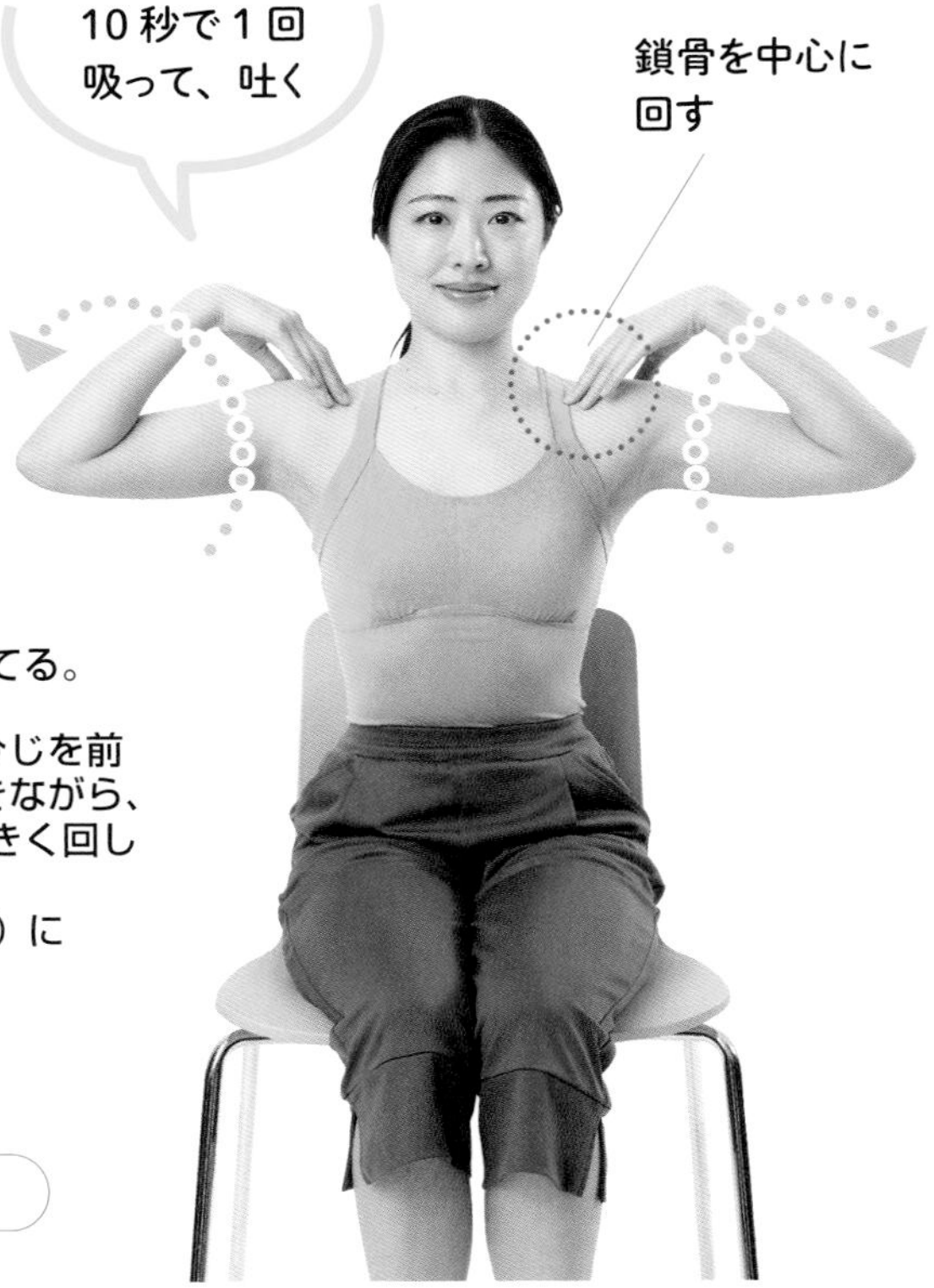

① 両ひじを曲げて指先を鎖骨に軽く当てる。

② 鼻から息を吸って、ひじを前に持ち上げ、息を吐きながら、前から後ろに肩を大きく回して①に戻る。
1呼吸（吸って、吐く）に1回のペースで5回回す。

※逆回しも同様に行う。

新見先生 ▼ アドバイス

胸を開くことで呼吸筋*を刺激することができ、こわばった呼吸筋が軟らかくなり、弾力性を取り戻すことができます。そして筋肉が伸縮しやすくなり、深い大きな呼吸がらくにできるようになります。

* 腹直筋や横隔膜など呼吸をするために肺を膨らませたり縮ませたりする筋肉の総称

3 座って行う

+αのがんヨガ

治療を頑張っている自分に「よくやっている、お疲れさま」という気持ちを込めて力を抜きましょう。

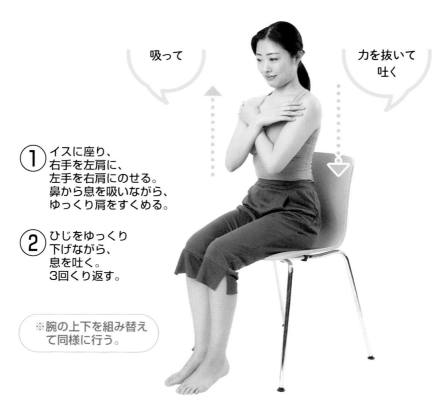

① イスに座り、右手を左肩に、左手を右肩にのせる。鼻から息を吸いながら、ゆっくり肩をすくめる。

② ひじをゆっくり下げながら、息を吐く。3回くり返す。

※腕の上下を組み替えて同様に行う。

新見先生 ▼ アドバイス

不安や緊張を感じたときにドキドキして息が乱れたり、リラックスしたときに息がらくになったりするように、呼吸は心の動きに左右されます。胸を張ってたくさんの息を吸い、その息を吐き切れば明るく前向きな気持ちになるでしょう。

+αの がんヨガ

4 座って行う

気分が落ち込むとまわりが見えにくくなりがちです。まずは目の前の物を「ただ見る」ことから始めてみましょう。

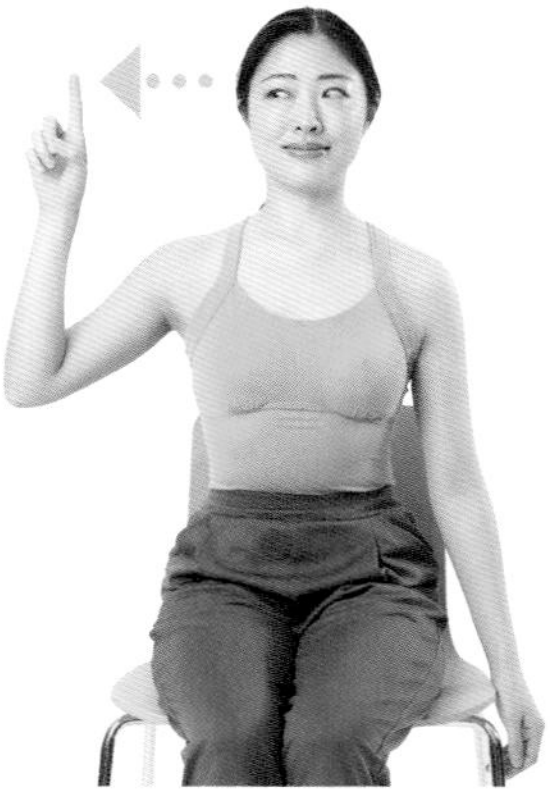

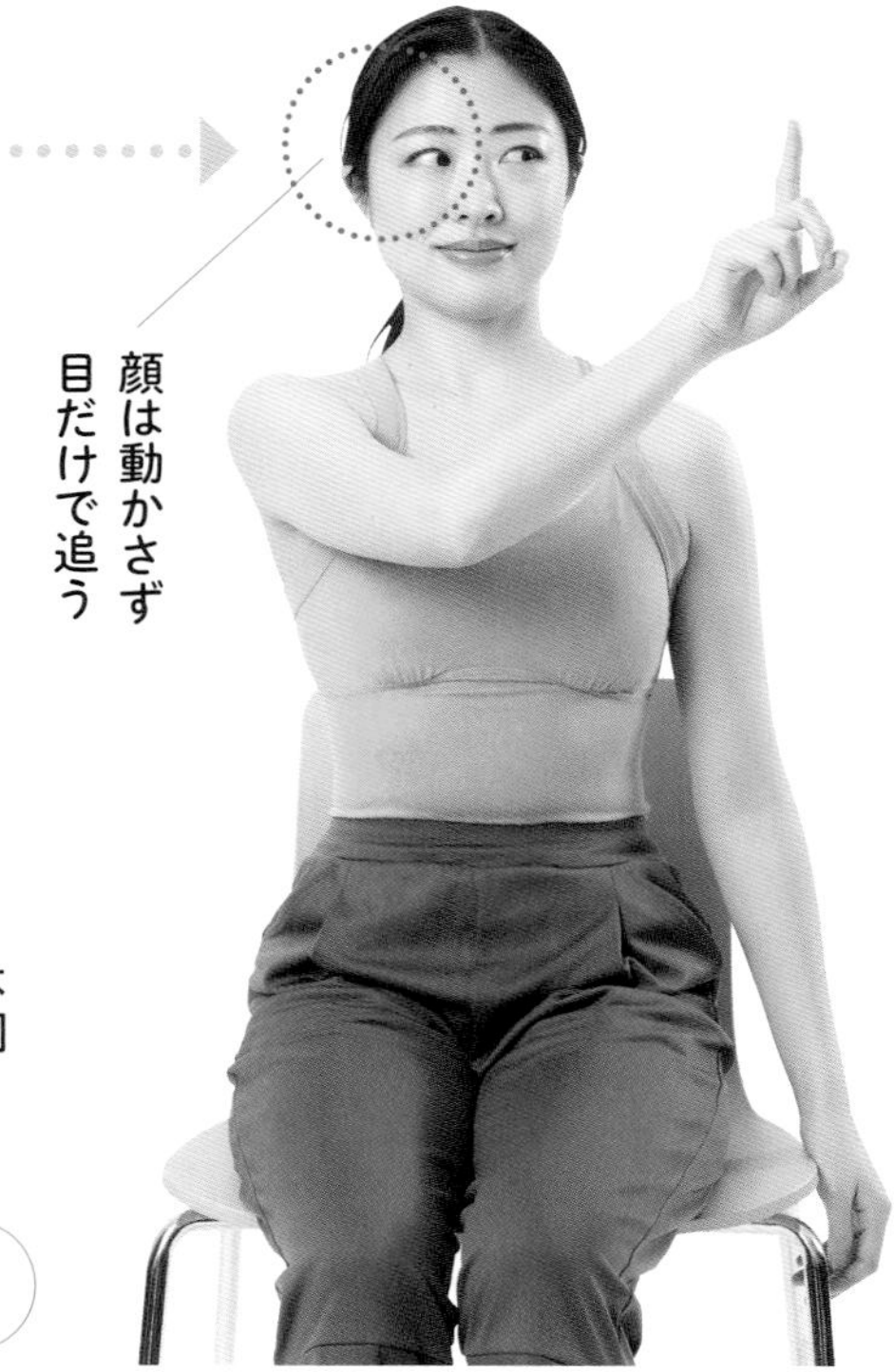

① 顔の正面に人さし指を立て、ゆっくりと右に移動させる。顔は固定したままで指先を目だけで追う。

② 指が視界から消えたら、次は左にゆっくりと移動させ、同様に目で追い、正面に戻る。５往復行う。

※自然な呼吸でOK。反対側の手の指でも同様に行う。

新見先生 ▼ アドバイス

パソコンやスマホの画面を長時間見ていると目の筋肉が疲労します。放置すると肩こりや頭痛が現れたり、気分がいっそう落ち込んだりします。そうなる前に筋肉の疲労を和らげましょう。急いで目を動かすとめまいの原因となるので、できるだけゆっくり動かします。

5 座って行う

+αのがんヨガ

上半身をひねると呼吸にメリハリが生まれます。しっかりと背すじを伸ばし、おなかの下のほうに意識を向けるとひねりやすくなります。

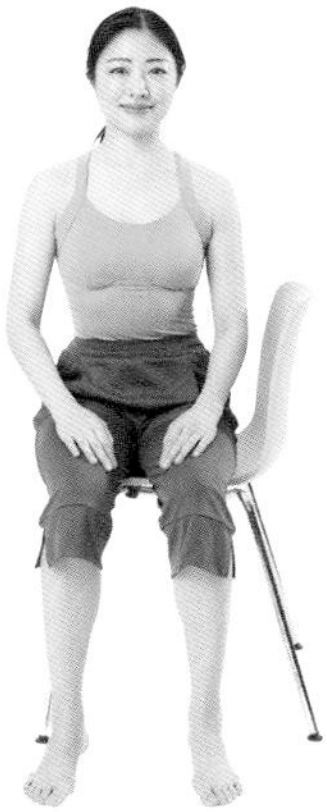

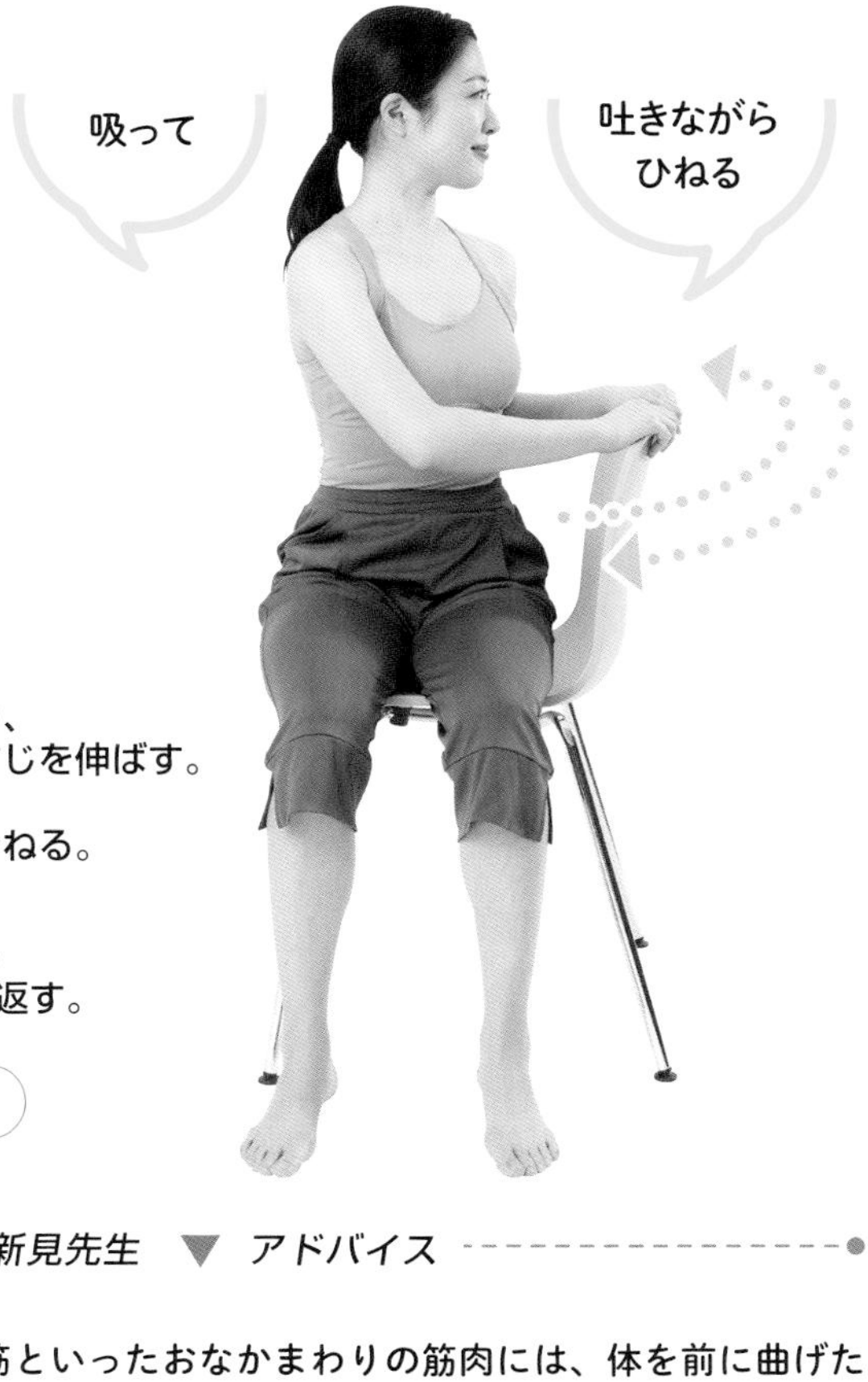

① イスの背もたれが横にくるように座る。

② 背もたれを両手で持ち、鼻から息を吸って背すじを伸ばす。息を吐きながら、できる範囲で上体をひねる。

③ 息を吐き切ったら、鼻から息を吸いながら上体を戻す。5回くり返す。

※同様に逆方向も行う。

新見先生 ▼ アドバイス

腹直筋や腹横筋といったおなかまわりの筋肉には、体を前に曲げたり、横に曲げたりという体幹を動かす動作に関係します。さらに、呼吸筋として呼吸を補助する役割もあります。無理のない範囲で動かすことが大切です。

・悩・み・別・の がんヨガ

ここからは悩み別に役立つがんヨガのポーズを紹介します。
日常で困ったときに試してみてください。

がんヨガ

1 現実を受け入れられず、不安に押しつぶされそうなときの休息のポーズ

両手を胸に当てゆっくり呼吸するポーズは気持ちを落ち着けるのに役立ちます。

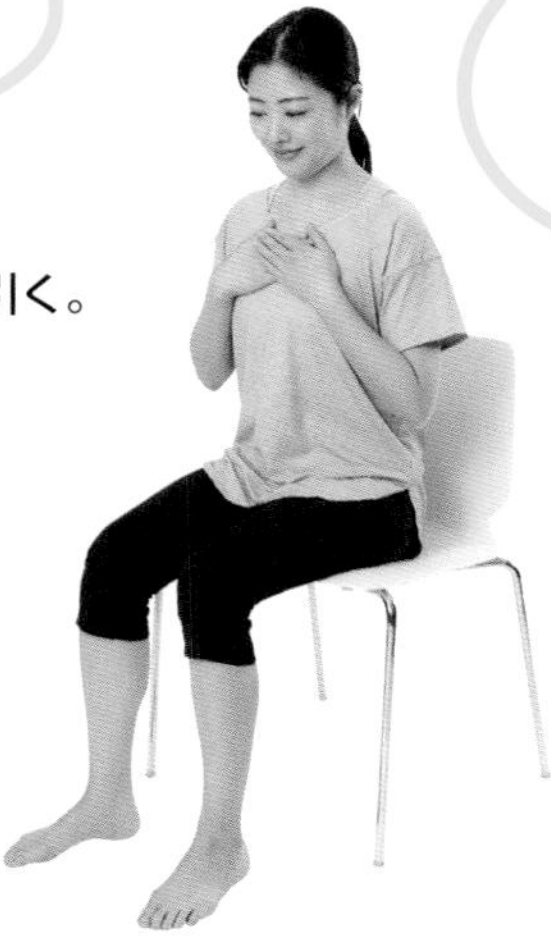

① イスに座り、両手を胸の肋骨のつなぎめに重ねて、軽くあごを引く。まぶたを軽く閉じ、鼻から息を吸い、長く吐き切る。

② 呼吸のペースをゆっくりにしていき、気持ちが穏やかになっていくようすを感じる。

※2～3分かけて①②を行い、気持ちの変化を観察する

新見先生 ▼ アドバイス

がんになったという現実をすぐに受け入れられず、今後のことについての漠然とした不安感で気持ちがふさいでしまうことは多くの患者さんが経験します。そういうときは、行動的な努力をすることで心への衝撃を和らげられることが知られています。

・悩・み・別・

がんヨガ

2 パニックになって息苦しいときのおじぎのポーズ

おなかから息を吐き切ります。吐き切ったあとに息を吸おうとするのではなく、自然と息が入ってくるのをゆっくり待ちましょう。

吸って

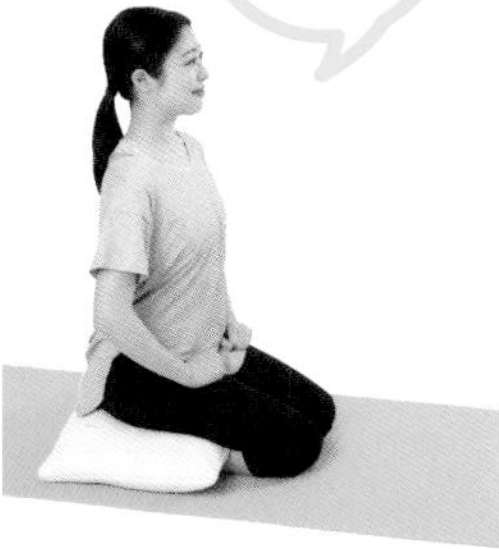

① 正座をし、お尻の下とかかとの間に枕を挟む。両手を握りこぶしにして足のつけ根の上に置き、鼻から息を吸う。

② 息を吐きながら、上半身をゆっくりと前に倒して、そのままの姿勢で3〜5秒ほど鼻で呼吸をする。ゆっくりと上半身を起こす。

※3回行う。

吐きながら倒す

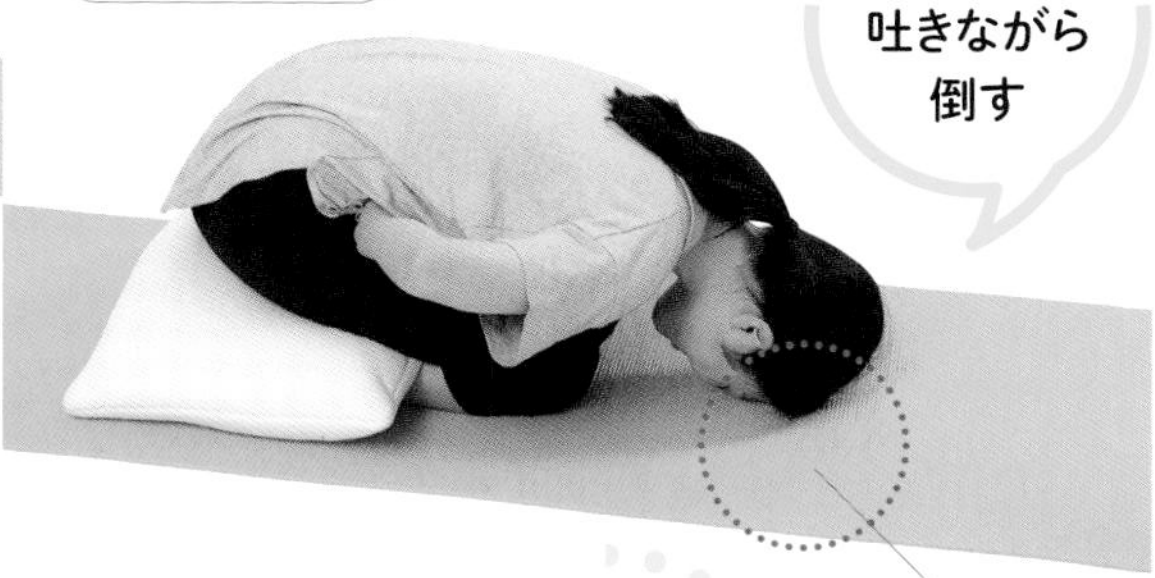

おでこの下に枕を置いてもいい

できるだけ長く吐く

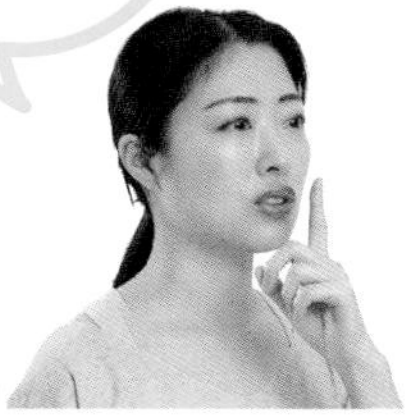

外出先でもできる！

人さし指を口の前に立て、鼻から息を吸って、人さし指に向かって口から息を吹きかける。

新見先生 ▼ アドバイス

呼吸筋は、ふだんは自律神経に支配されていますが、同時に自分でコントロールできる随意筋でもあります。パニックに陥ったときは呼吸数が多く呼吸が浅くなるので、意識的にそれと逆に呼吸を深く、ゆっくりすればパニック状態から脱しやすくなります。

・悩・み・別・

がんヨガ

3 治療や手術、診療の前の緊張をほぐしたいときの感謝のポーズ

体を動かすとその動きに合わせ、らくに呼吸ができるようになり、緊張がほぐれていきます。海の中で波にゆられる海藻をイメージしましょう。

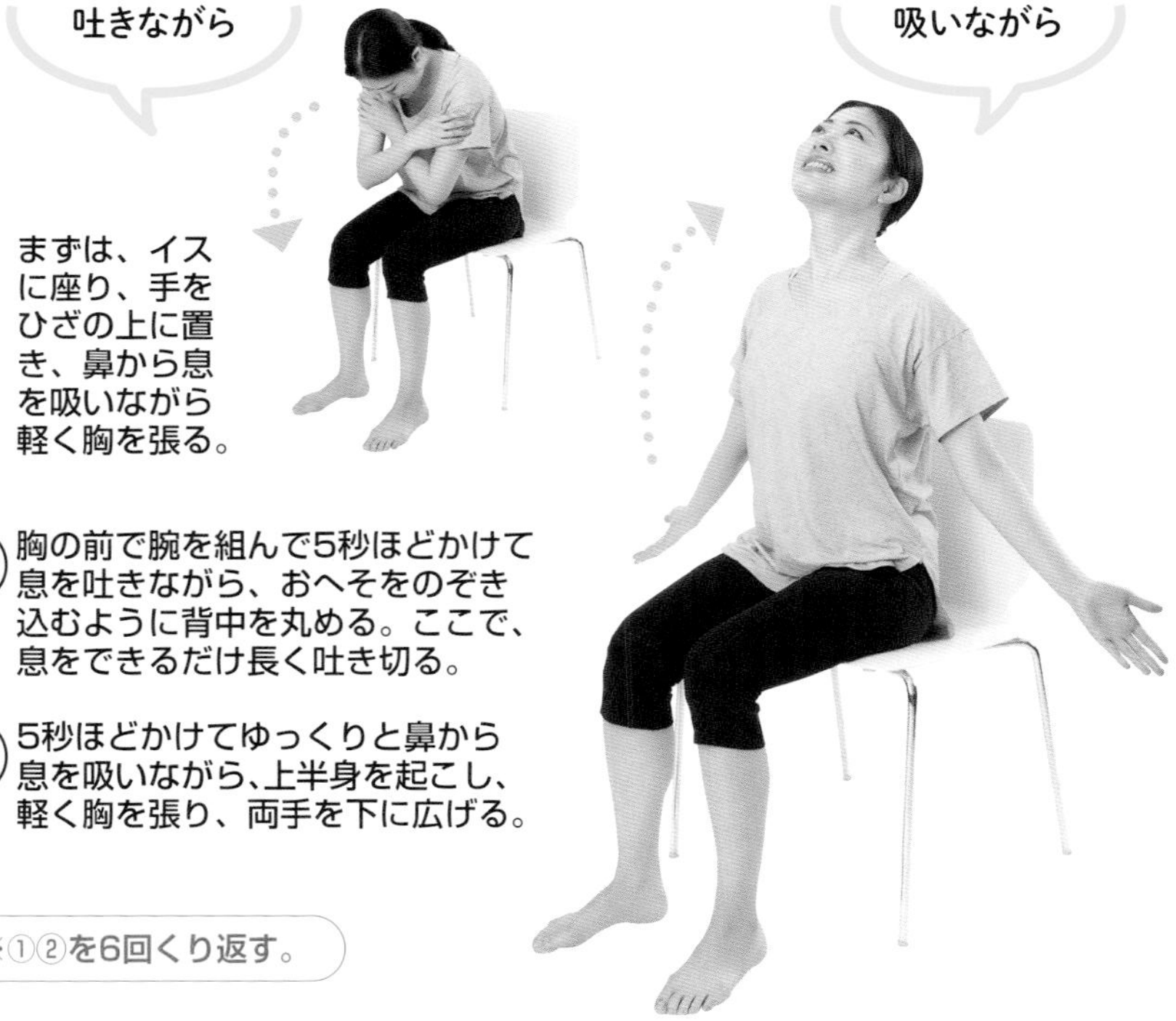

まずは、イスに座り、手をひざの上に置き、鼻から息を吸いながら軽く胸を張る。

① 胸の前で腕を組んで5秒ほどかけて息を吐きながら、おへそをのぞき込むように背中を丸める。ここで、息をできるだけ長く吐き切る。

② 5秒ほどかけてゆっくりと鼻から息を吸いながら、上半身を起こし、軽く胸を張り、両手を下に広げる。

※①②を6回くり返す。

新見先生 ▼ アドバイス

治療や手術、診療の前はどうしても緊張します。交感神経が優位になり、血管は収縮し、筋肉は硬くなっています。こうしたときは体をゆったり動かし、深い呼吸をして副交感神経を活性化させて緊張を解きほぐしましょう。

・悩・み・別・

がんヨガ

4 体がだるくてやる気が出ず、何もやりたくないときの全身をゆるめるポーズ

全身の緊張を解きましょう。首、腰、ひざの下を枕などで支えるとおなかの緊張が解け、軽くあごを引くと安心して休むことができます。

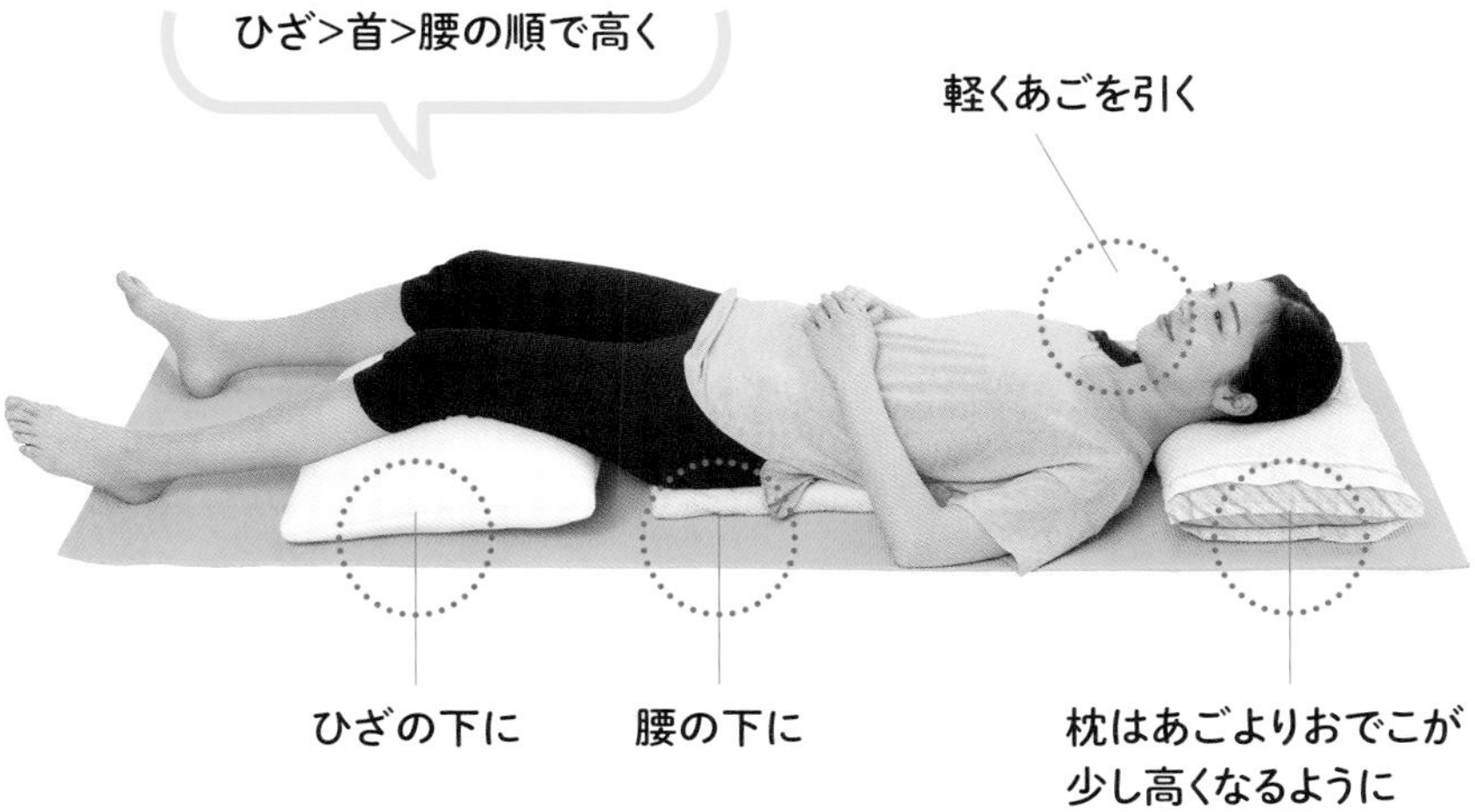

① 首、腰、ひざの下に、枕やタオル、クッションなどを置き、あおむけになる。

② 鼻で呼吸をゆっくり3分ほどする。おでこやおなかから力が抜けてリラックスするのを感じ取る。

新見先生 ▼ アドバイス

放射線治療や抗がん剤治療などの影響で倦怠《けんたい》感が現れ、何かしようという気力がわかないことがあります。そんなときは無理せずゆっくり休むことも大切。ただし、あまりにも体を動かさないでいると体力が落ち、ますます疲れやすくなるので注意しましょう。

・悩・み・別・

がんヨガ

5 気持ちが沈み込んでうつっぽい気分のときのねじりのポーズ

気分転換になる簡単なポーズがおすすめ。体をねじりながら、息とともにネガティブな気持ちも吐き切ってしまうイメージで行いましょう。

① 足を右側に流すように横座りをして、体の左側に枕を2〜3個重ねて置く。

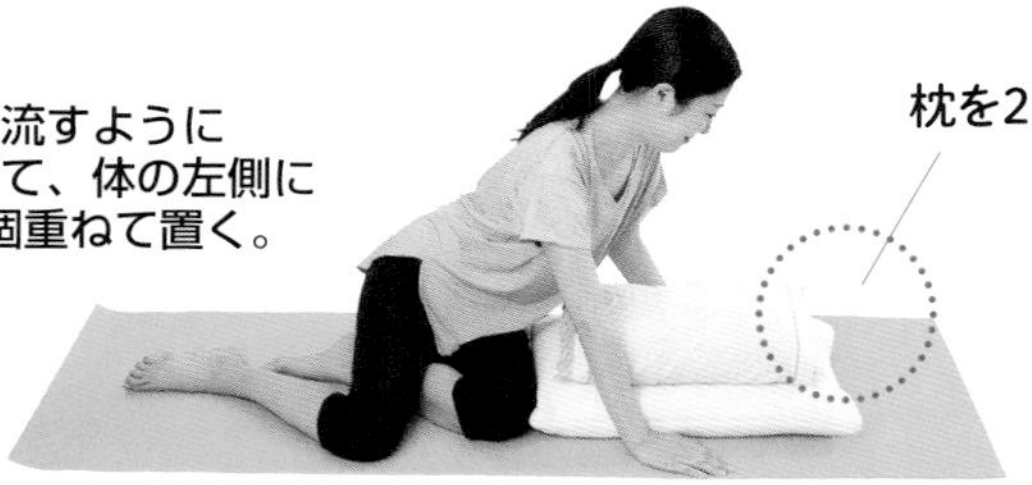
枕を2〜3個重ねる

② 上体を左にひねり、鼻から息を吸って、吐きながら上半身を枕にゆだねて力を抜き、深呼吸を３回する。ゆっくりと体を起こす。

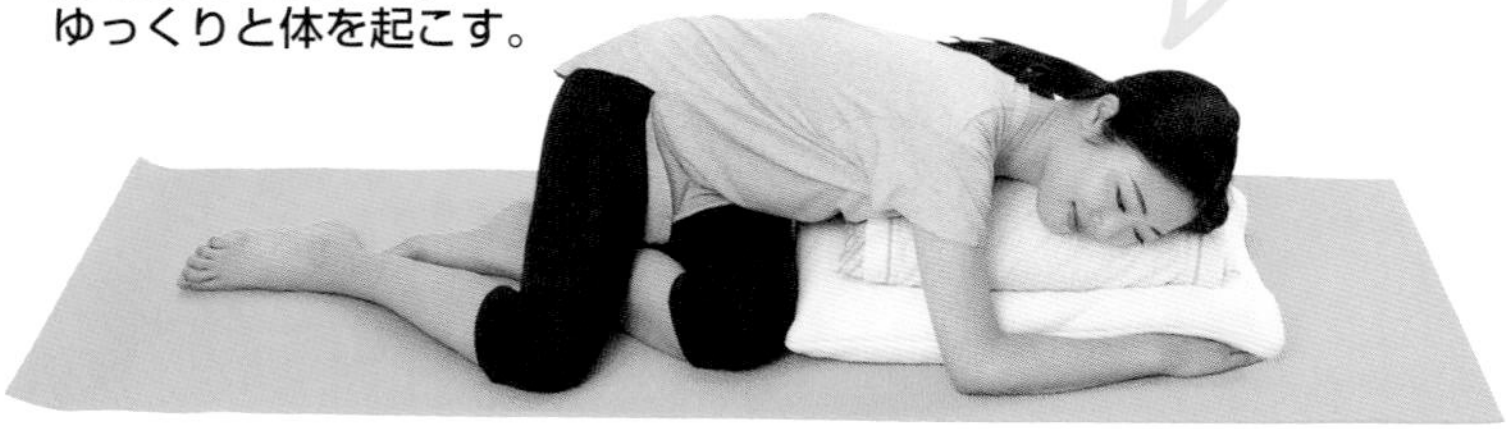
息とともにネガティブな気持ちを吐き出すことをイメージする

※右側も同様に行う。

新見先生 ▼ アドバイス

イライラしたとき、大声を上げたらスッキリしたという経験があるのではないでしょうか。感情を吐き出すことはストレス発散になります。がんの患者さんは大きな不安を抱えています。その不安を吐き出すのをイメージするだけでも気持ちがらくになります。

・悩・み・別・ がんヨガ

6 イライラしたり強い怒りを感じたりしたときのハチの呼吸

イライラしているときは目や耳からのさまざまな刺激が気になります。このポーズでは意識が自分の内面に向いて心が鎮まります。

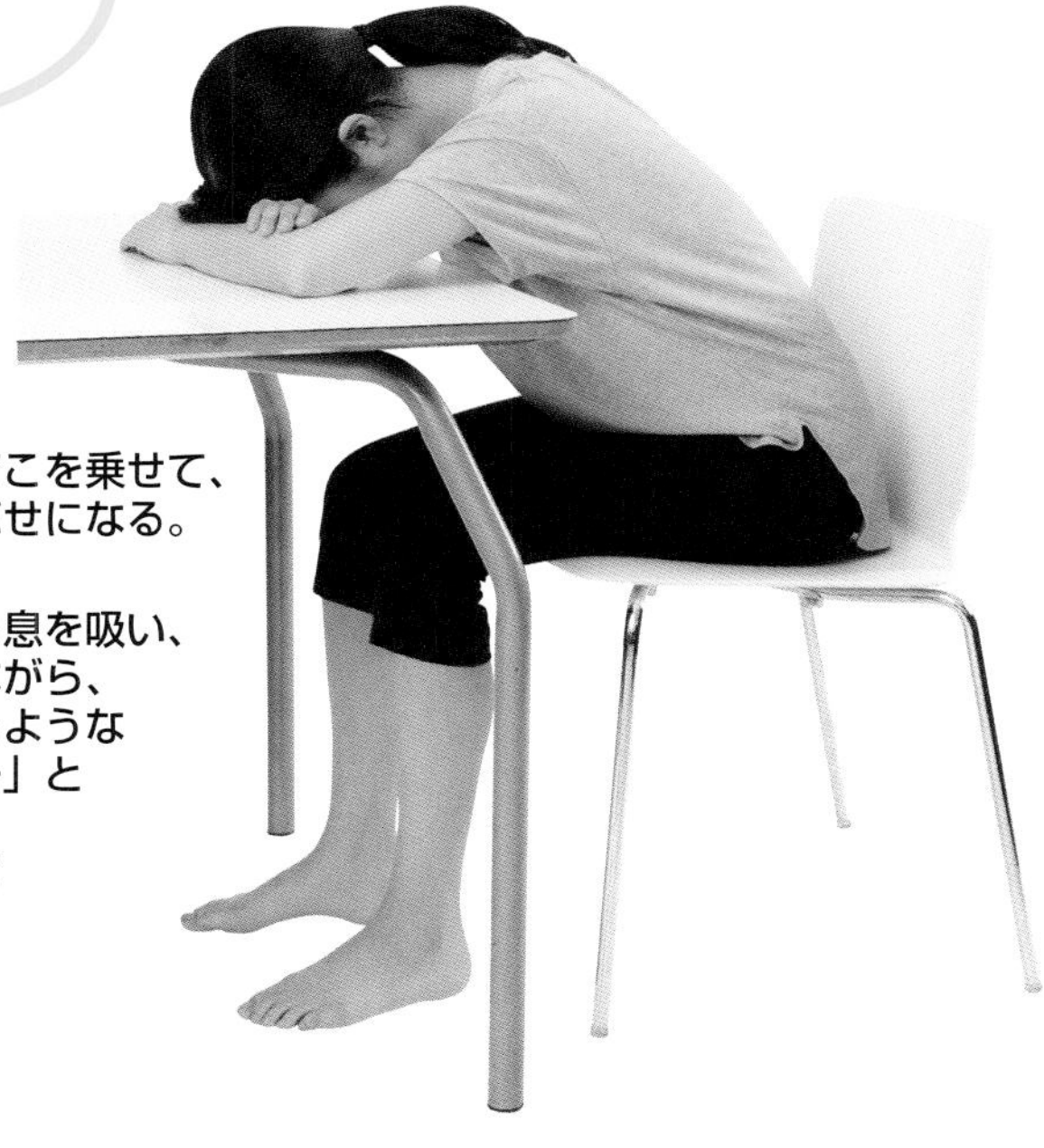
昆虫のハチ
が飛ぶ羽音の
イメージで
ハミング

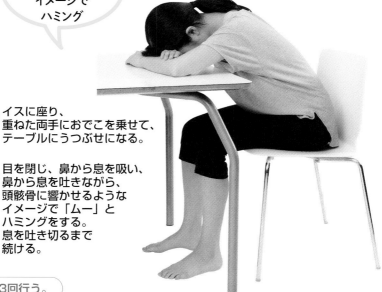

① イスに座り、重ねた両手におでこを乗せて、テーブルにうつぶせになる。

② 目を閉じ、鼻から息を吸い、鼻から息を吐きながら、頭骸骨に響かせるようなイメージで「ムー」とハミングをする。息を吐き切るまで続ける。

※3回行う。

新見先生 ▼ アドバイス

ハチの羽音の「ムー」という声の振動が頭蓋骨に伝わり、その振動が脳全体を満たします。すると、リラックス状態になると現れるα《アルファ》波が増加して脳の興奮が抑えられたとの研究が報告されています。

・悩・み・別・

がんヨガ

7 ネガティブな考えが頭から離れなくなったときのカウントのポーズ

悲観的なときにはカウントダウンをしてみましょう。恐れすぎる必要はなく、変わりなく時間はゆっくりと流れていることに気がつくはず。

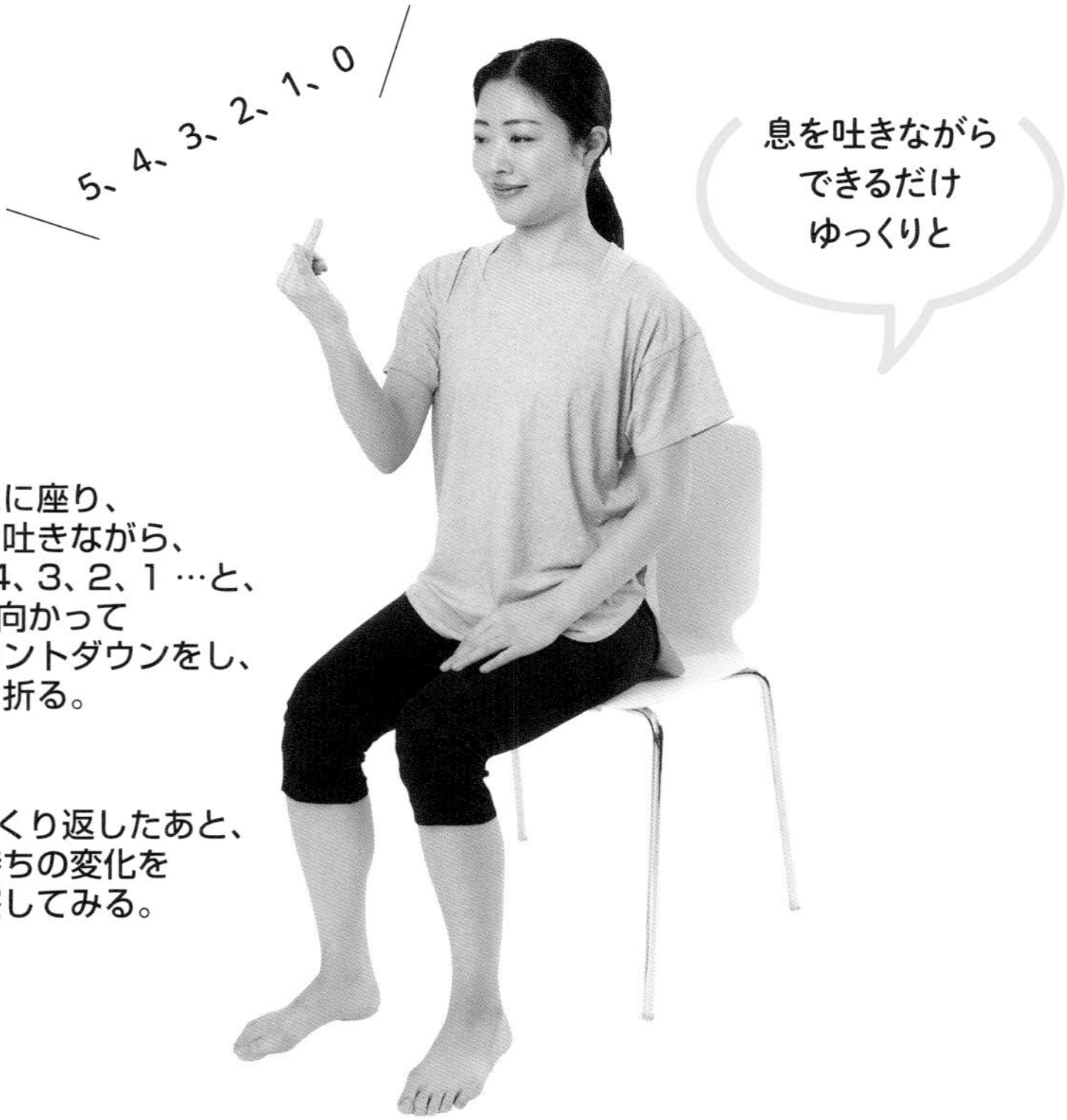
5、4、3、2、1、0
息を吐きながら
できるだけ
ゆっくりと

① イスに座り、息を吐きながら、5、4、3、2、1 …と、0に向かってカウントダウンをし、指を折る。

② 3回くり返したあと、気持ちの変化を観察してみる。

新見先生 ▼ アドバイス

自分にとって歓迎しない出来事があると、それが永遠に続くような気がして悲劇的な気持ちに襲われます。その気持ちから脱することができないと、ますます悲観的な気持ちになります。意識をほかのことに向けて一度立ち止まってみましょう。

・悩・み・別・

がんヨガ

8 布団に入ってもなかなか寝つけないときの骨盤安定ポーズ

横向きのらくな姿勢になって、頭には少し高めの枕、足と足の間に厚みのある枕、腕を置くタオルなどの支えを置き、体を安定させるといいでしょう。

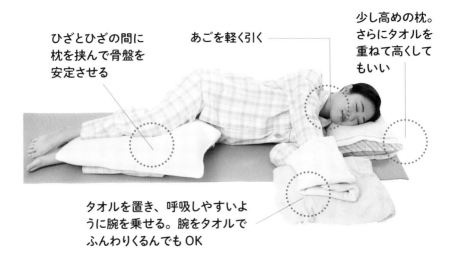

ひざとひざの間に
枕を挟んで骨盤を

さらにタオルを
重ねて高くして
もいい
タオルを置き、呼吸しやすいように腕を乗せる。腕をタオルでふんわりくるんでもOK

① 左肩を下にして横たわり、枕に頭を置く。
重ねたタオルの上に両手を乗せて、タオルでくるむ。両足を軽く曲げ、ひざの間に枕を挟む。

② 軽くあごを引いて目を閉じて、ゆったりとした呼吸を感じる。このまま眠りに落ちてもOK！

※横たわるのはらくな向きで。

新見先生 ▼ アドバイス

あごを軽く引く

がんの患者さんの悩みで多いのが不眠です。なかなか寝つけないと焦り、心身が緊張してより眠れなくなるという悪循環に陥ります。焦らずゆっくりリラックスしてみましょう。

・悩・み・別・

がんヨガ

9 夜中に目が覚めてしまい、再び寝つけないときの背伸びのポーズ

眠れない原因の一つに体が緊張していることがあります。緊張を解くためには、思い切り背伸びをしてから、寝返りを打ちましょう。

① 鼻からゆっくりと息を吸って、両手を軽く曲げて斜め上に伸ばし、両足も下方に大きく伸ばす。

ゆっくり吸いながら

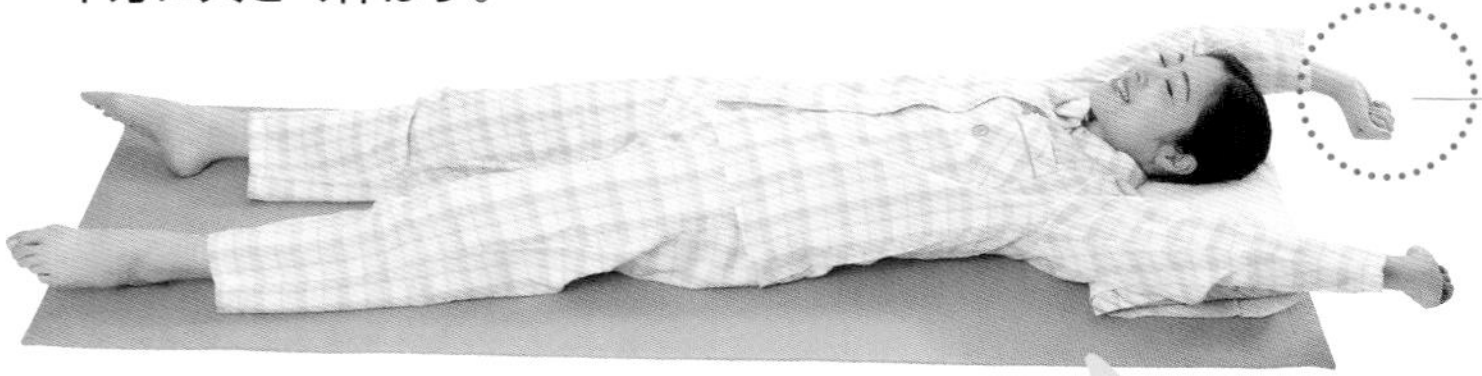

息を大きく吐きながら

真上に伸ばさなくていい

② 大きく息を吐きながら、力を抜く。これを3〜4回くり返す。

③ 手を下ろして、足をもとの位置に戻してから、寝返りを打つ。

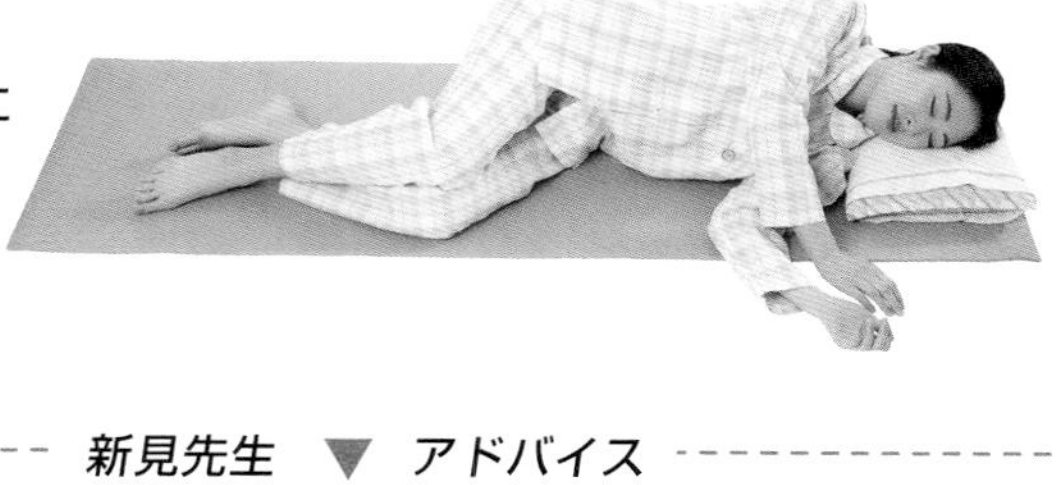

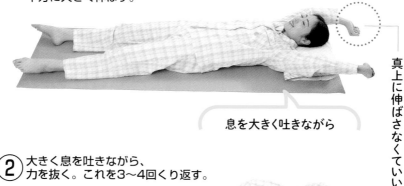

新見先生 ▼ アドバイス

夜中に何度も目が覚め、そのあとしばらく寝つくことができないことを中途覚醒《かくせい》といいます。「眠らなければ」と眠りに対してこだわると、ますます寝つけなくなります。ヨガのような適度な運動は心地いい眠りを誘ってくれます。

・悩・み・別・

がんヨガ

10 治療前に体力や筋力を維持するためのもも裏伸ばしのポーズ

息を吐きながら太ももの裏を優しく伸ばすポーズ。運動不足になると太ももの裏が硬くなるので、無理のない範囲で続けるといいでしょう。

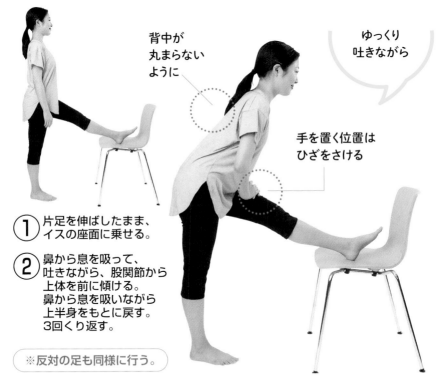

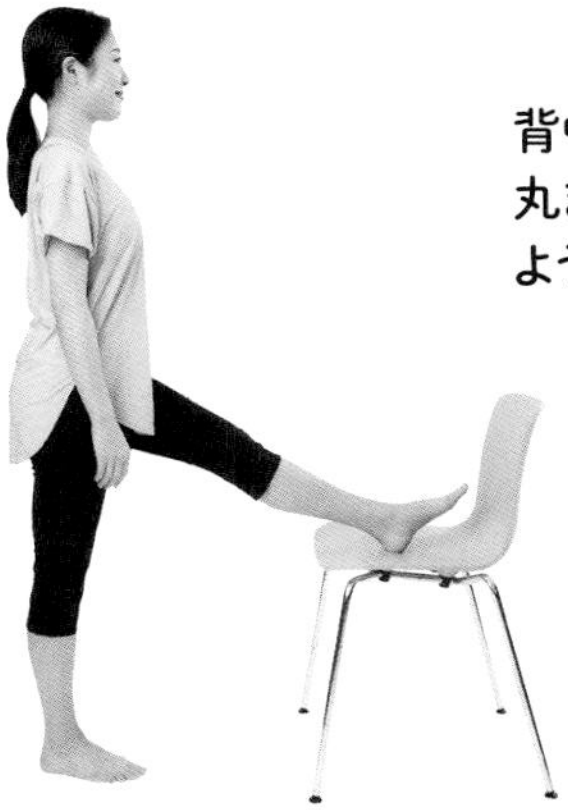

背中が
丸まらない
ように
ゆっくり

手を置く位置は
ひざをさける

① 片足を伸ばしたまま、イスの座面に乗せる。

② 鼻から息を吸って、吐きながら、股関節から上体を前に傾ける。鼻から息を吸いながら上半身をもとに戻す。3回くり返す。

※反対の足も同様に行う。

新見先生 ▼ アドバイス

1週間寝たきり状態になると筋力が15%低下するといわれています。足の筋力が低下すると長距離歩行が難しくなり、活動量が著しく低下し、ますます体力の低下を招きます。治療前に体力や筋力を維持・向上させておきましょう。

・悩・み・別・

がんヨガ

11 治療中に体力や筋力を維持するためのイスのポーズ

イスから立つのもつらいと感じる人は要注意！ 負担の少ない立ち方を練習して、座りっぱなしによる体力・筋力の低下を防ぎましょう。

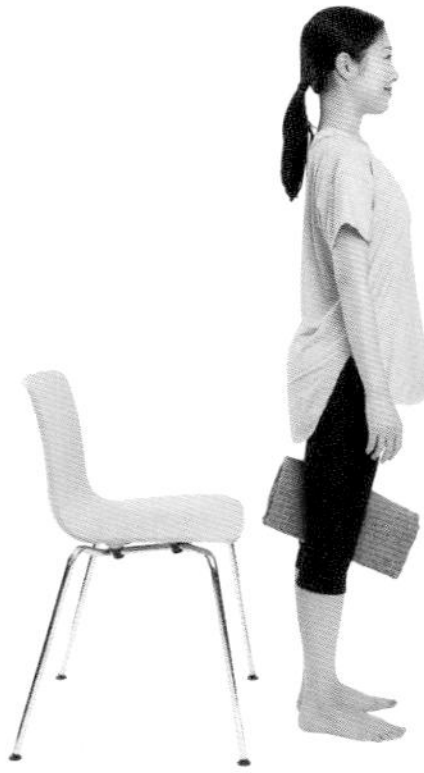

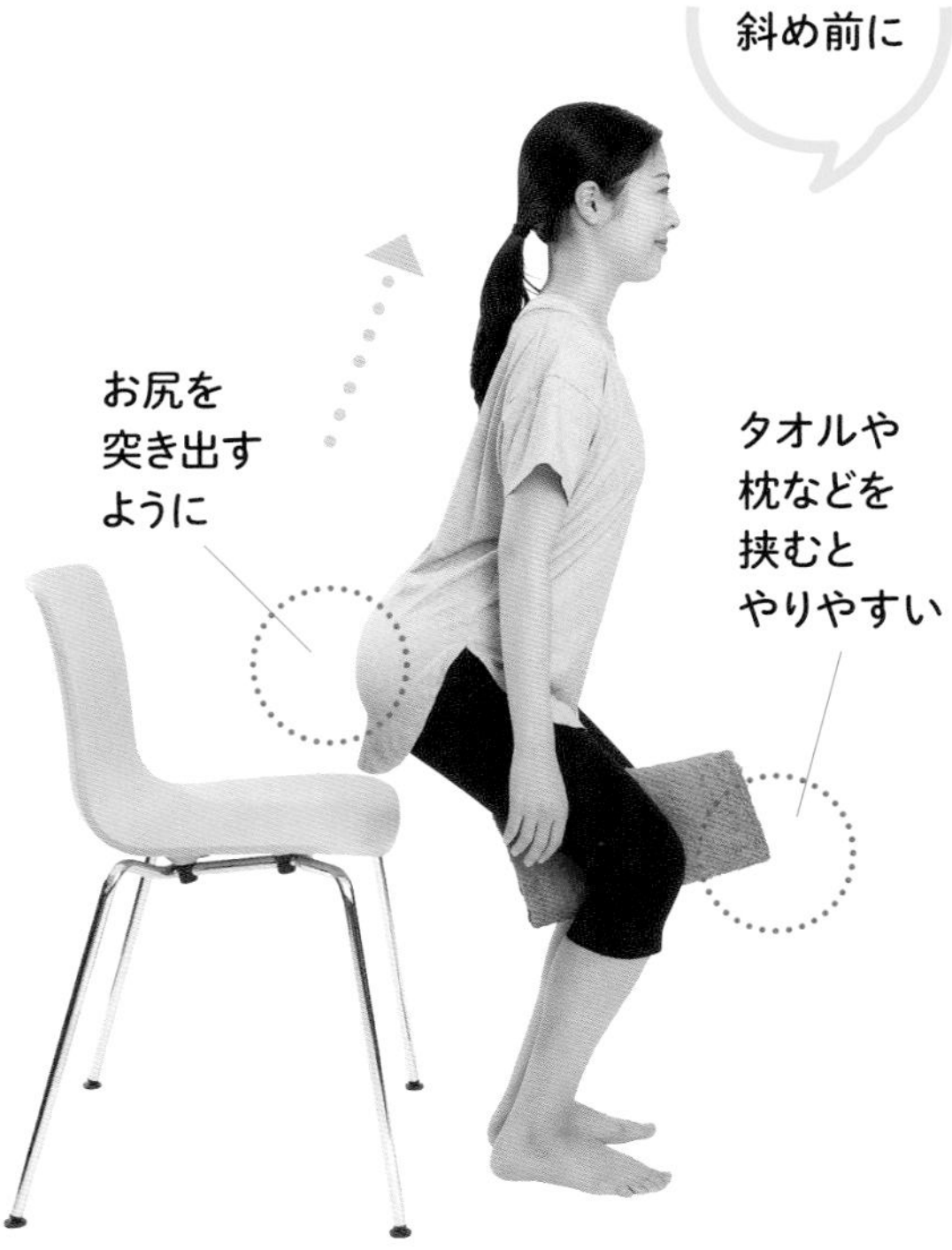

斜め前に
お尻を突き出すように
タオルや枕などを挟むとやりやすい

① 両ひざの間にタオルを挟み、イスに座る。

② 鼻からゆっくり息を吸いながら、イスから斜め前に立ち上がる。ゆっくり息を吐きながら座る。

※5回くり返し行う。

新見先生 ▼ アドバイス

オーストラリアで8,800人を対象に約7年間にわたり追跡調査した研究で、テレビを1日4時間以上座って見ている人は2時間未満の人よりも総死亡リスクが1.46倍高かったと報告されています。疲れるからといって座りっぱなしの生活は望ましくありません。

・悩・み・別・

がんヨガ

12 治療後のリハビリのための足上げのポーズ

高いところに足を上げることはいい運動になります。気持ちよく股関節を伸ばし、足の左右を入れ替えることで、バランス力も身につきます。

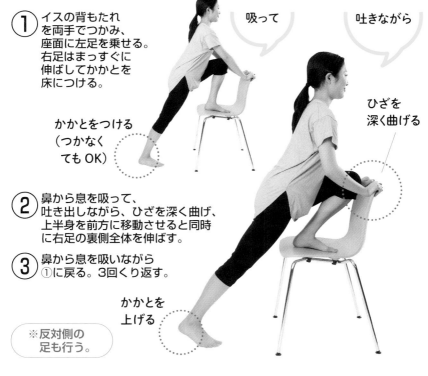

① イスの背もたれを両手でつかみ、座面に左足を乗せる。右足はまっすぐに伸ばしてかかとを床につける。

② 鼻から息を吸って、吐き出しながら、ひざを深く曲げ、上半身を前方に移動させると同時に右足の裏側全体を伸ばす。

③ 鼻から息を吸いながら①に戻る。3回くり返す。

※反対側の足も行う。

新見先生 ▼ アドバイス

治療後、できるだけ早くリハビリを行うのががん治療にかぎらず大切とされています。早期にリハビリを行うことで回復を促したり、入院期間を短くできたりすることがわかっています。治療後、体力が回復してきたら、できるだけ早くリハビリに取り組みましょう。

・悩・み・別・

がんヨガ

13 治療後のリハビリのためのイススクワット

スクワットを行えば足の筋力がつきます。イスにつかまることで、負荷を減らしながら足の筋肉を鍛えることができます。

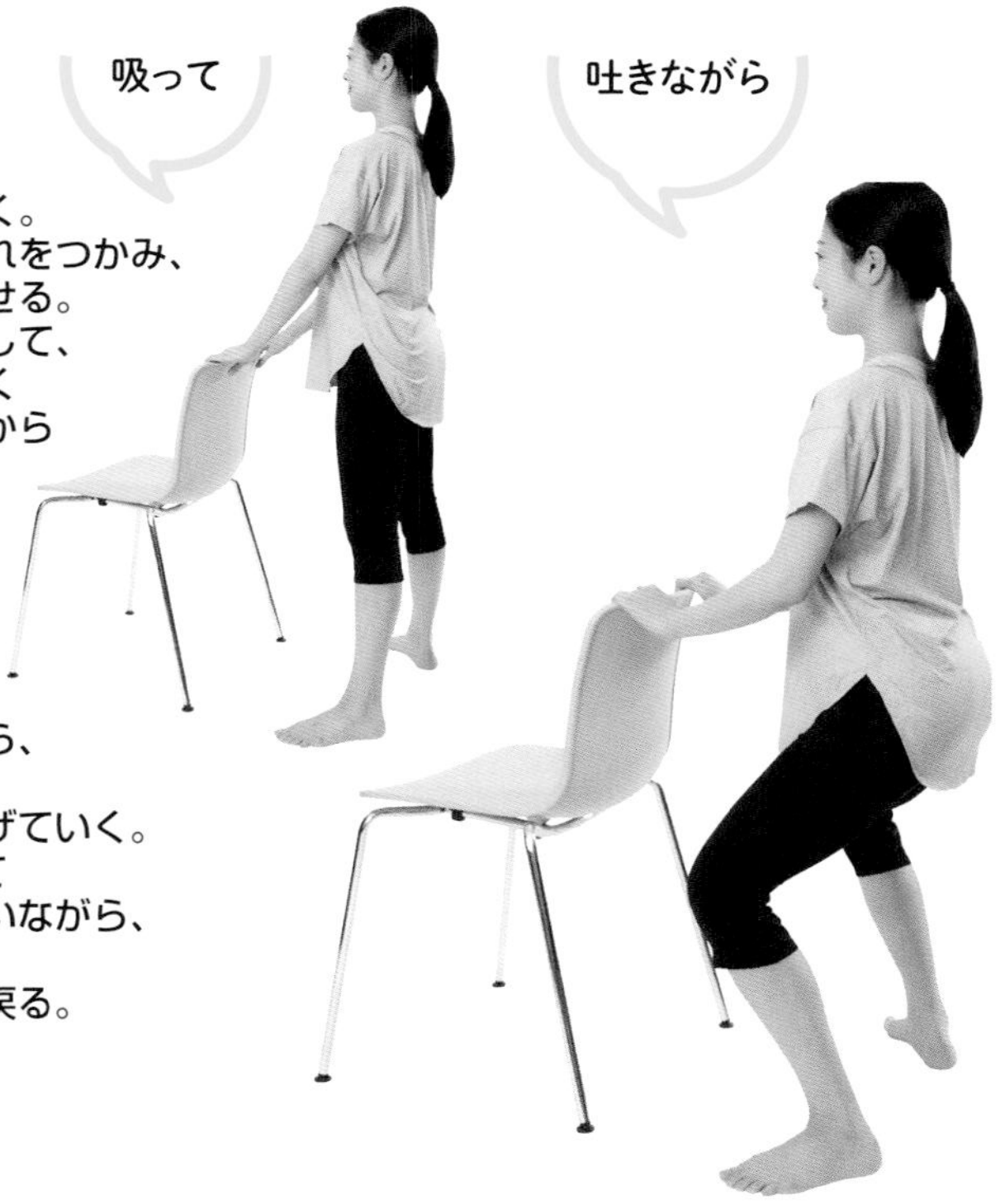

① 足を腰幅に開く。イスの背もたれをつかみ、姿勢を安定させる。背すじを伸ばして、できるだけ長くたっぷりと鼻から息を吸う。

② 2秒かけて息を吐きながら、ひざを曲げて腰の位置を下げていく。次に2秒かけて鼻から息を吸いながら、ひざを伸ばしもとの姿勢に戻る。

※5回行う。

新見先生 ▼ アドバイス

スクワットで太ももの筋肉（大腿《だいたい》四頭筋）や太ももの後ろ側の筋肉（ハムストリングス）、お尻の筋肉（大殿筋）を刺激して、下半身を鍛えることができます。がんの治療後に運動量が減り、足腰が弱くなったと感じる人はこのポーズをぜひ継続して行ってください。

・悩・み・別・

がんヨガ

14 乳がんの患者さん向け 壁腕立てふせ

壁を使った腕立てふせは、腕の力で壁を押すのではなく、おなかの力7割、腕の力3割ぐらいで押し戻すことを意識して行います。

① 壁から1歩離れて立って手のひらを壁に当てる。鼻から息を吸いながら背すじを伸ばす。

② 息を吐きながら、ひじを曲げ、壁に向かって体を傾ける。鼻から息を吸いながら、もとに戻す。このとき、できるだけ腕の力ではなくおなかの力を使う。

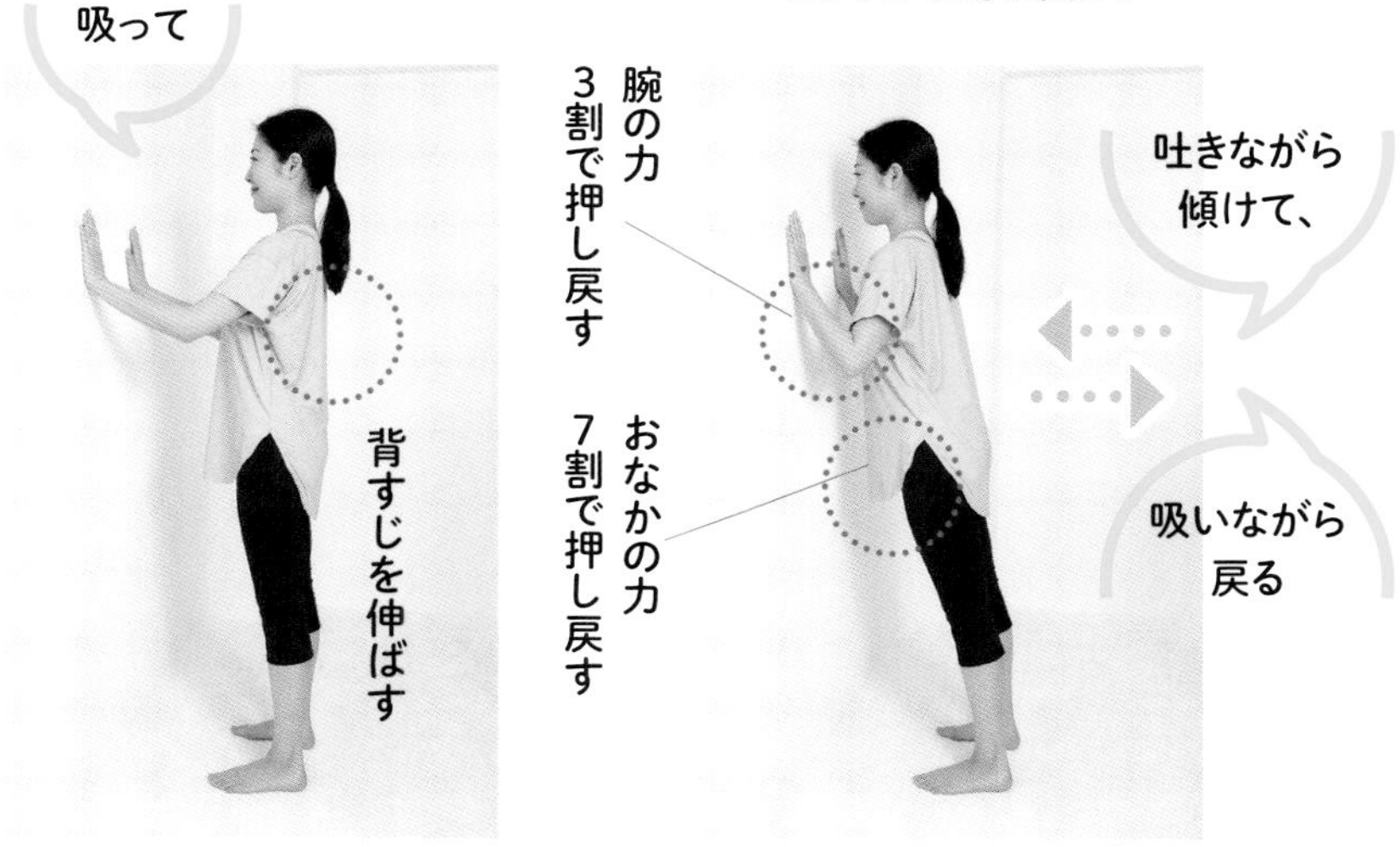

※3〜5回くり返す。

新見先生 ▼ アドバイス

乳がんの手術後は肩関節が動かしづらく感じたり、突っぱった感じになったりして、腕の筋力も低下します。少しずつ筋力を取り戻しましょう。研究から週に1時間程度のウォーキングに相当する運動は乳がんの再発リスクを約25%低下させることがわかっています。

・悩・み・別・

がんヨガ

15 乳がんの患者さん向け 腕開きのポーズ

体の柔軟性は日によって変わります。無理はせずに、今日はこれぐらいかな、と自分にとって心地いい範囲で行いましょう。

① イスに座り、
指を天井に向け、
両ひじを寄せて
肩の高さまで上げる。

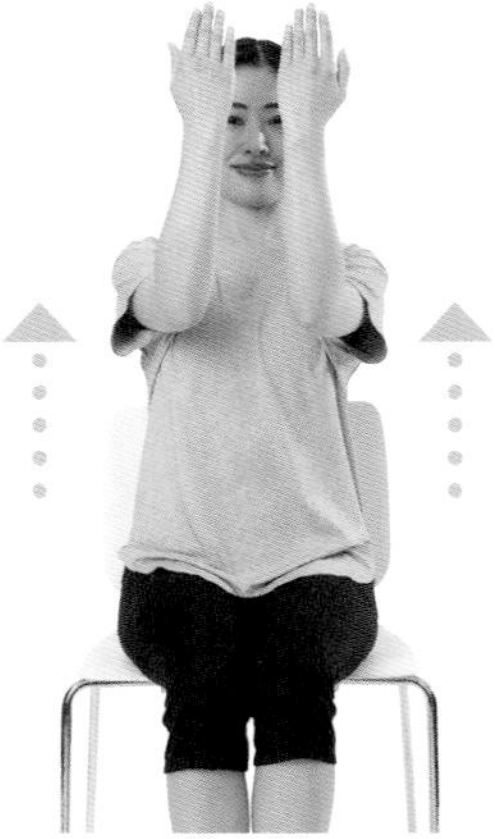

② 鼻から息を吸いながら、
ひじを左右に開く。
息を吐きながら、
もとに戻す。

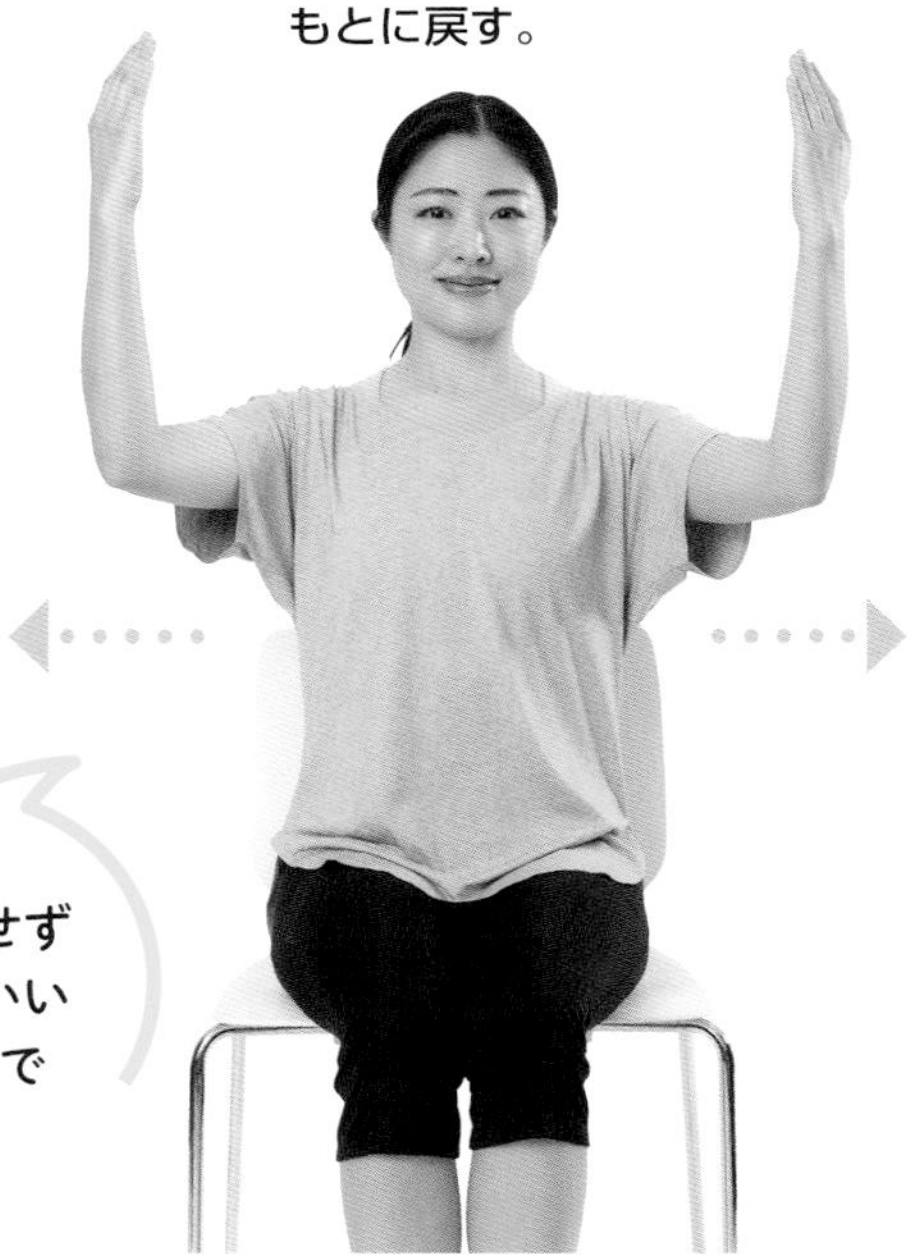

無理せず
心地いい
範囲で

※5回くり返す。

新見先生 ▼ アドバイス

乳がんの患者さんはリンパ浮腫《ふしゅ》を心配される方が少なくありません。腕に過度な負荷をかけることはリンパ浮腫のリスクとなりますが、軽い運動で筋肉を維持することはリンパ浮腫の予防になります。

第6章

心が軽くなった！
痛みが和らいだ！
がんヨガ体験談

体験談 1

告知からずっと気を張りつめていたことに気づき今のままの自分でいいと思えるようになりました

小山 紀枝さん
（こやま　のりえ）
53歳

今から12年前に右胸に2・5センチほどのがんと、わきのリンパ節に10個の転移が見つかりました。再発の可能性が高いといわれてもあまりショックは受けませんでしたが、治療中、副作用で指先がしびれてボタンが留められない、パソコンのキーがうまく押せない、腕が上がりにくいなどの症状が出てからは、それまでと同じように仕事や家事ができない自分にとても歯がゆい思いをしました。

ヨガに出合い「頑張らずに、今できるところまででいい」といってもらい、告知からずっと気を張りつめて頑張っていたことに気づきました。**抱えていたものがスッと軽くなった**ことを覚えています。ヨガは**今のままの自分でいいと教えてくれる大切な時間**になっています。

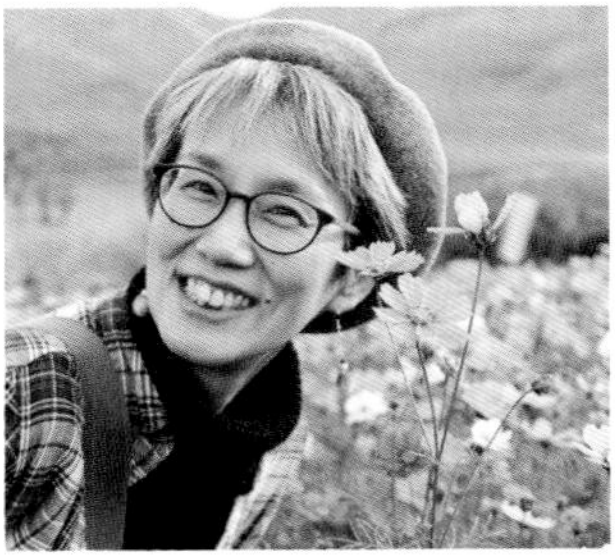

他人と比べず、無理をせず、自分が心地いいところを探すのがヨガのよさです

体験談2

がんになった自分を許せるようになり穏やかな気持ちで日々を楽しんでいます

清水 八重さん
（しみず　やえ）
47歳

29歳のときに子宮頸《けい》がんの手術を受け、その後、5年ほど後遺症による腸閉塞《へいそく》で入退院をくり返したのち、なんとかがんから解放されました。しかし、なぜか気持ちが前向きになりません。がんになる前に仕事を頑張っていたかつての自分と比べ、自分のどこがいけなかったのだろうと考えてしまい、気持ちが沈むのです。

「病院に頼りきりにならず、自分でも何かしよう」と始めたのがヨガです。ヨガをすると、**張りつめていた気持ちが解きほぐされていく**のを感じました。しだいに、**がんになった自分を許せるようになり、心にあった重りも徐々に消えていきました**。現在、左足はリンパ浮腫《ふしゅ》のために弾性ストッキングをはいているものの、ヨガのおかげもあり、穏やかな気持ちで日々を楽しんでいます。

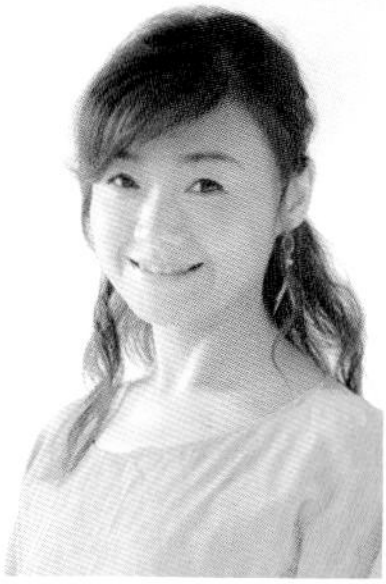

気持ちが不安定なとき、ヨガで心を落ち着かせています

体験談 3

副作用の軽減のために習いはじめましたが ヨガのよさを実感し、自宅でも行っています

山崎 航さん
（やまざき　わたる）
38歳

会社の健康診断で異常が指摘され、２０１５年、肝臓と肺に希少がんの一種である類上皮血管内皮腫《ひしゅ》が見つかりました。翌年には肋骨《ろっこつ》にも転移しました。その前から、背中の痛みや息苦しさ、疲労感などの症状がありましたが、このがんが原因だったのでしょう。私は原因がわかって少しホッとしましたが、周囲の人たちは、標準治療が確立されていない病気であることもあって、不安を覚えたようです。

胸膜癒着《ゆちゃく》治療で１ヵ月間入院、その後は現在に至るまで症状に合わせて、日常生活に支障がないように量を加減しながら、抗がん剤を服用しています。しかし、副作用として、慢性的な吐きけや倦怠《けんたい》感、下痢《げり》、けいれん、頭痛、記憶力や集中力の低下、髪の毛の脱色、皮膚の炎症などに悩まされます。**ヨガを始めたのは、**

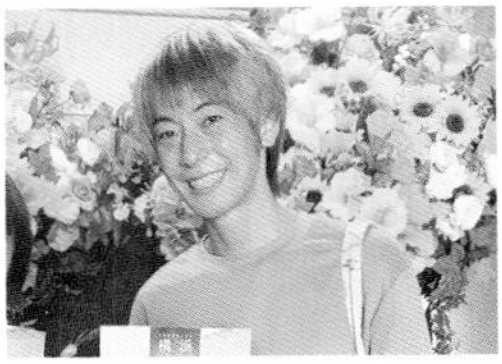

治療中だけでなく退院後の日常のストレスの軽減にもヨガは役立っています

副作用の軽減に役立つと、医師から軽い運動をすすめられたのがきっかけでした。知り合いがヨガ講師をしていたこともあって、ヨガを試してみることにしたのです。

ヨガは通常、呼吸を深くすることが目的ですが、私の場合は肺の機能が落ちていたので呼吸を深めれば深めるほど苦しくなります。そこで、呼吸よりも体をほぐすことを目的に取り組むことにしました。**ヨガのゆっくりした動きは退院後の経過観察中の体には最適**でした。

体調が安定してからは、ヨガスタジオに通うと同時に、自宅でもテキストを見ながら楽しむようにしています。それまで、セキやクシャミをすると治療部位に激痛が走っていましたが、1～2ヵ月もすると、**痛みは和らぎ、落ち着いた呼吸ができるようになり、ヨガのよさを実感**しました。自分の体に意識を向けると体の異変に気づきやすくなるのもヨガのいいところだと思います。

何より、**お財布に優しいのがうれしいポイント**です。ヨガは慣れれば、場所も時間も問わず、自宅で1人で行うことができます。特に治療中は思うように体が動かず、就労の不安もあるので、余分な出費を抑えることができるのは精神的にも救われるように思います。

体験談④

「できることをやろう」とヨガを試したら歩くのがらくになり外出もしやすくなりました

村岡 大吉さん
（むらおか　だいきち）
86歳・仮名

ほおにできものができたので検査をしたところ、ゆっくり進行する悪性リンパ腫《しゅ》の一つ、マルトリンパ腫と診断されました。2013年のことです。医師から「高齢なので治療はしません」と告げられ、予定していた娘夫婦とのハワイ旅行も「どうぞ行ってください」といわれました。こうした言葉を聞いて「もう先が長くないのだ」と落ち込みました。

ハワイからの帰宅後は多少元気になったものの、心のモヤモヤは晴れません。そんなときに娘からすすめられたのがヨガです。ヨガにはいろいろなポーズがありますが、**私は深呼吸とスクワットだけを行いました**。それまでは歩くときにヨタヨタしていたのですが、しばらくすると、足腰が強くなったのか歩くのがらくになり、気軽に大好きな競馬の馬券を買いに外出できるようになりました。ヨガは自宅で手軽にできて、気分転換にもなります。**「できない」ではなく「できることをやる」ことが大切**だと思います。

第7章

がんヨガQ＆A

Q&A

Q1 がんヨガをやってはいけない場合はありますか？

主治医から運動を禁止されている場合はもちろんヨガをしてはいけません。ヨガにかぎらず、骨折したり骨転移したりしているときに体を引っぱったりすると、大きなケガにつながります。

また、**わきの下のリンパ節を切除している場合、リンパ浮腫《ふしゅ》（腕のむくみ）が起きている場合、床に手をつくポーズは腕に負担がかかりすぎるので控えてください。**

禁止されていなくても、あらかじめ主治医にどの程度までの動きならいいか確認しておくといいでしょう。（新倉直樹）

Q2 がんヨガはどんな環境で行うのがいいですか？

気持ちを鎮めて疲れを取ることを目的にするなら、**静かな環境で照明も暗くするといいでしょう**。ＢＧＭを流す場合は、**音楽に注意が向かない曲を選びます**。孤独感や社会からの隔絶感で悩んでいる場合は、ほかの人もいるヨガ教室に参加したほうがいいかもしれません。

ただし、ステロイドなど免疫を抑える薬を使用している人は感染症の心配もあるので、オンラインでのヨガ教室を利用するなどして、１人で行ったほうが安心です。（岡　孝和）

Q3 がんヨガはどんな服装で行うといいですか？ ヨガマットは必須ですか？

オシャレなヨガウエアを着るとモチベーションが上がるなら、それもいいですし、手持ちのジャージやTシャツでもかまいません。**ポーズの妨げにならない動きやすい**服装が適しています。

マットがなくてもヨガはできます。ただ、立位でのポーズなど、ポーズによっては滑ったり転倒したりしやすいので危険です。**マットがない場合は、足もとが安定し、ポーズをしたときまわりに手足が当たらない程度の空間がある場所で行ってください。**

（森田幸代）

Q4 体が硬くてポーズができないときは、どうすればいいですか？

体が硬くてポーズができない場合は、**できる範囲で行うようにするだけで十分**です。無理をすると体を傷める原因になってしまうので、違和感や痛みがあれば、すぐ中止し、決して無理をせず、自分のできる範囲で自分の体をいたわりながら行うようにしてください。

最初はポーズが思ったようにできなくても、少しずつ続けていると、体の硬さが減ってくることもあると思うので、楽しみに続けていってください。

（森田幸代）

Q5 毎日やらないと効果がありませんか？

毎日やることが理想ですが、私が病院でヨガを指導した患者さんの話を聞くと、週2～3回の頻度でも不眠が改善したという人が多くおられます。「毎日ヨガを行わなければならない」と思うことで、逆にそれがストレスになってしまっては本末転倒です。「やりたいときにやればいい」と気軽に考えたほうが継続しやすいと思います。特に体調が悪い日は無理をせず、**自分のできるときに、できる範囲で行う**ようにしてください。

（森田幸代）

Q6 好きなポーズだけをやるのでも効果がありますか？

好きなポーズだけを行うと、同じ部位ばかりを刺激することになり、場合によってはそれが過剰な負担になってしまう可能性があります。

ヨガにかぎらず、ストレッチや体操では、例えば前屈したら後屈、片側の動作を行ったら、もう一方の側も同じ動作を行うのが基本です。これは刺激が偏らないようにするためです。このことからわかるように、**可能であればできるだけ一つのポーズに偏らないことをおすすめします。**

（森田幸代）

Q7 体調が悪いときに行ってもいいですか？

体がふらつく、吐きけがするといったときは無理に行わないでください。ヨガを行っている最中に、筋肉や関節が痛む、筋肉がつる、耳鳴りがする、セキが出る、胃やおなかが痛む、体がふらつく、体の一部がしびれる、気が遠くなる、頭が重くなるなど、**体調に異変が生じたときもすぐに中止**します。

体調の悪さの程度が軽い場合は、あえてヨガで体を動かすのもいい方法です。心身がすっきりします。

（新倉直樹）

Q8 がんヨガはどんな種類のがんにも効果がありますか？

がんとヨガについての研究の多くは、乳がん患者さんを対象にしたものです。ですから質問の答えとしては、「研究がほとんどないのでわからない」となります。しかし、**気持ちが落ち着くようなスピードと強度、ポーズであれば不安感や抑うつ気分などに対してがんヨガの効果は期待できる**可能性があります。ただ、がんの種類や進行度などによって、効果が期待できるのか、練習しないほうがいいのかの判断は異なるので、まず主治医と相談してください。

（岡　孝和）

Q9 もっと本格的にヨガを習いたいのですが、近所のヨガ教室に通ってもいいですか？

ヨガには「ハタヨガ」や「アシュタンガヨガ」などさまざまな流派があるうえ、常温ヨガやホットヨガなどタイプもいろいろです。まずはヨガ教室に行って、見学や体験をしてみるといいでしょう。

エクササイズのような動きの激しい動作や高い柔軟性が求められるヨガを行っている教室は、がんの患者さんにはあまりおすすめできません。そうではなく、**心身のリラックスを目的にしているようなヨガ教室であれば、通ってもいい**と思います。がんになり孤独感を感じている人にとっては、ヨガ教室で仲よくなった人たちとおしゃべりするのもいい気分転換になるでしょう。

ただし、必ず守っていただきたいことがあります。**ヨガを始める前に、主治医にヨガを行っていいかをたずねてください。**許可が出た場合は、**主治医にどういう注意が必要かアドバイスを受けましょう。**ほとんどのヨガ教室は、健康な人を対象にプログラムを組んでいます。ケガをさけるためにも、**初めてヨガ教室に行くときは、病院にかかっていることと病名、主治医から受けた注意点についてインストラクターに伝えてください。**そう

ヨガを安全に有意義に習いはじめるために

ヨガを習いはじめたい人は、

□ まず、あなたの主治医に

（1）ヨガをしたいと伝えましょう。そして、
（2）ヨガを始めていいかどうか、聞きましょう。始めていいといわれたときは、
（3）どのような点に注意すべきか、聞きましょう。
（4）106ページの「主治医からヨガの先生への申し送り」に記入してもらうと便利です。

□ 次に、ヨガ教室の先生（インストラクター）に、

（1）あなたが病院にかかっていることと、病名、そして医師から受けた注意点について伝えましょう。
（2）主治医に「主治医からヨガの先生への申し送り」を記入してもらった方は、ヨガの先生に渡しましょう。

出典：「ストレス関連疾患に対するヨガ利用ガイド」一部改変

すれば、インストラクターは無理なくできるポーズにアレンジしたり、ポーズを取るときに声を掛けたりして注意を促してくれるはずです。

なお、私たちがヨガの安全性と有害事象に関する研究をもとにまとめた*1「ストレス関連疾患《しっかん》に対するヨガ利用ガイド患者用」の中にある「主治医からヨガの先生への申し送り」を106ページに掲載しています。これを拡大コピーし、主治医に記入してもらい、インストラクターに渡すと便利です。主治医がヨガについてくわしくない場合には、*2「ストレス関連疾患に対するヨガ利用ガイド医療者用」を参考にしてもらってください。(岡　孝和)

＊1　https://www.ejim.ncgg.go.jp/doc/pdf/y02.pdf
＊2　https://www.ejim.ncgg.go.jp/doc/pdf/y01.pdf

主治医からヨガの先生への申し送り

年　月　日

さん　歳、 男性・女性　について

(1) 病名／症状

[　　　　] のためにに当科にかかっています

(2) 知っておいてください。　□当てはまるものにチェック

現在の血圧は　／　mmHg程度です

□ (　　　　) に痛みを訴えています

□ めまい、ふらつき、立ちくらみを訴えています

□ 高血圧　□ 緑内障　□ 骨粗鬆症　があります

(3) ヨガの実習のときには、以下の点に注意してください

身体的：

精神的：

(4) ヨガ実習で、特に行ってはならないこと　(ある場合)

(5) ヨガ実習に期待できる (している) こと　(ある場合)

医療機関名 (　　　　)

担当医師名 (　　　　)

連絡先 (　　　　)

＊個人情報なので取り扱いにはご注意ください。

出典：「ストレス関連疾患に対するヨガ利用ガイド」一部改変

解説者紹介 ※掲載順

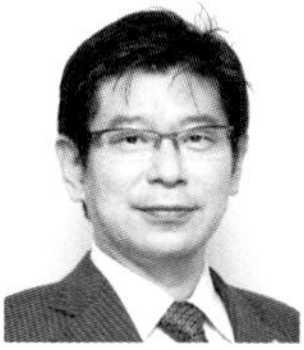

大野《おおの》 真司《しんじ》 先生

がん研究会有明病院副院長・乳腺センター長

　米国テキサス大学研究員、国立病院九州がんセンター乳腺科部長、同センター臨床センター長などを経て2015年より現職。日本乳癌学会認定医・専門医・指導医。日本乳癌学会理事、日本がん・生殖医療学会理事など役職多数。乳がんの治療成績向上のために臨床試験やピンクリボン活動にも積極的に取り組んでいる。

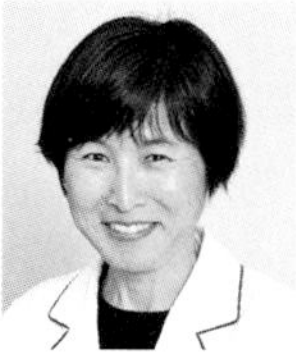

片岡《かたおか》 明美《あけみ》 先生

がん研究会有明病院乳腺センター医長

　九州大学病院第二外科、ブレストサージャリークリニック、対馬ルリ子女性ライフクリニック銀座、東邦大学医療センター大森病院乳腺・内分泌外科客員講師などを経て2016年より現職。日本外科学会指導医、日本乳癌学会指導医。乳がんの患者さんの妊活の問題や乳がん治療後のダイエットの問題に患者さんの視点からサポートを行っている。

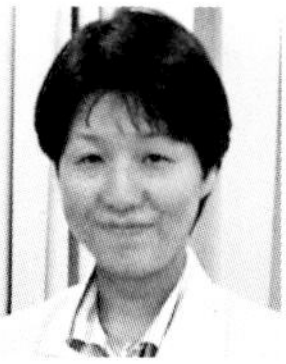

森田《もりた》 幸代《さちよ》 先生

滋賀医科大学医学部附属病院腫瘍センター特任講師

　精神医学、サイコオンコロジー、臨床精神薬理、緩和医療を専門とし、がん患者さんの心のケアを行っている。好きな言葉は患者さんから教えてもらった「病気になっても病人にならない」。日本緩和医療学会認定医、日本臨床精神神経薬理学会専門医・指導医、日本精神神経学会専門医・指導医。日本ヨーガ療法学会認定ヨーガ療法士でもあり、患者さんにヨーガのアドバイスも行う。

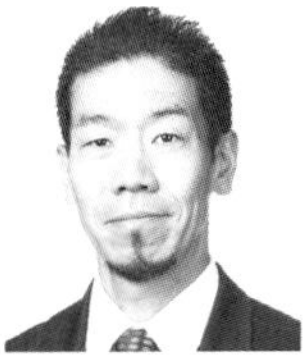

新倉《にいくら》 直樹《なおき》 先生

東海大学医学部外科学乳腺・内分泌外科教授

がん研究で世界トップクラスのテキサス大学MDアンダーソンがんセンターに留学し、アメリカでは補完代替医療としてのヨガ研究が行われていることを知る。帰国後、東海大学病院でがんサバイバーのためのヨガ教室を開く。日本乳癌学会専門医・指導医、日本外科学会専門医・指導医。新薬の国際共同治験にも多く参加している。

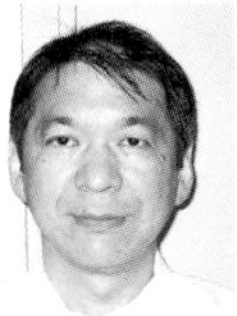

岡《おか》 孝和《たかかず》 先生

国際医療福祉大学医学部心療内科学主任教授
同大学成田病院心療内科部長
同大学大学院医学研究科教授

心身症の発症機序や治療にかんする研究を推進。特に機能性高体温症（心因性発熱）の研究に力を注いでいる。また、現代医学と心身医学、東洋医学の統合と実践をめざしてヨガや漢方薬の研究にも熱心に取り組む。厚生労働省の統合医療推進事業にも参画し、「統合医療としてのヨガの安全性と有用性に関する研究」の代表を務め、同省「統合医療」に係る情報発信推進事業（eJIM）のヨガのエビデンスレポートを担当した。

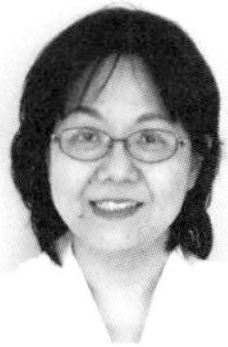

土岐《とき》 めぐみ 先生

札幌医科大学医学部
リハビリテーション医学講座兼任助教

専門分野は小児リハビリテーション、リンパ浮腫、義肢装具など。自分自身がヨガを行っている経験から、運動療法の選択肢の一つとして患者さんにヨガを提案している。リハビリテーション科専門医。札幌医大リンパ浮腫外来が、ヨガ講師と一緒に作成した、がんサバイバー向けの運動の動画を公開中。

解説者紹介

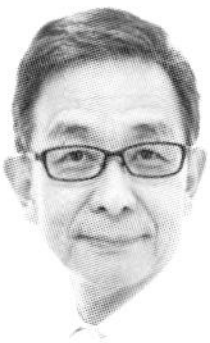

新見《にいみ》 正則《まさのり》 先生

新見正則医院院長
さくらウイメンズクリニック（千葉県浦安市）

　英国オックスフォード大学医学部博士課程に留学、移植免疫学にて医学博士号取得。帝京大学医学部外科講師、同大学准教授、医学部博士課程指導教授などを経て、2020年に新見正則医院開院（東京飯田橋）。帝京大学病院で日本初の保険診療のセカンドオピニオンを開設したセカンドオピニオンのパイオニア。体質改善を含めた加療の重要性を説き、漢方やヨガへの造詣も深い。趣味は漢方薬とトライアスロン。2013年、「オペラと免疫制御細胞」にてイグノーベル医学賞受賞。

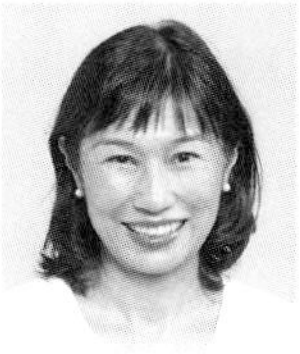

岡部《おかべ》 朋子《ともこ》 先生

日本ヨガメディカル協会代表理事

がんヨガ
指導

　米国税理士、会社設立を経てヨガを始める。2016年に日本ヨガメディカル協会を、乳がんヨガの普及をめざして2017年にBCY Institute Japanを設立、それぞれの代表を務める。補完医療としてのヨガの普及をめざし、ヨガセラピストの養成にも尽力。国際ヨガセラピスト協会認定ヨガセラピスト。シニアヨガ、更年期ヨガ、乳がんヨガなどが専門。2021年4月より京都大学大学院医学研究科博士後期課程在籍。

・お・わ・り・に・

西洋医学だけでなく東洋医学にも興味を持った私は、ヨガについてもさまざまな研究を行ってきました。そんな私に、乳がんと診断された患者さんが「ヨガをしたほうがいいですか」と聞いてきたことがあります。がんになったからといって、ヨガをしなければいけないということはありません。ヨガでがんが治るわけではないからです。しかし、治療を受けたうえで、ヨガをやってみたいと思うのであれば、ぜひ取り入れてみてください。

がんは、それまで送ってきた生活やその後の人生設計に大きな影響を及ぼしうる病気です。ですから、がんという病気に直面したとき、不安や苦しみ、つらさで心が壊れそうになるのは当然のことといえるでしょう。しかしその状態が続くと、心は不安や苦しみでがんじがらめになり、穏やかな日々を送ることができなくなってしまいます。また、がんの宣告という精神的ストレスに加えて、治療そのものも身体的なストレスになりえます。

そのため、がんになったあとの人生を考えるとき、不安や苦しみでいっぱいの状態から抜け出し、安らぎを得ることのできるすべ、さまざまなストレスを軽くできるすべを身につけておくことは大切です。ヨガは、そのためのセルフコントロール法の一つと考えてもらえればいいと思います。ほかには音楽を聴くのもいいですし、美術館巡りを楽しんでもいいでしょう。もともとダンスなどの運動が好きな人は、体力がある程度回復したときには運動を続けることもいいでしょう。がんになったあとの人生も、あなた自身の人生ですが、マラソンのようなものです。あなたに合った、無理のない、長続きする方法を見つけて、習慣にしてください。

ヨガにはがんそのものを治す力はありませんが、不安や抑うつ、不眠、倦怠《けんたい》感を改善したり、ストレスを減らし、治療による副作用を軽減したりする効果が期待できます。こうした症状が緩和すれば、より快適に毎日を過ごせるようになるはずです。がんヨガは、がんになったあとも自分らしい豊かな生活を送るための一つの補助として活用していただければと思います。

岡　孝和
国際医療福祉大学医学部心療内科学主任教授
同大学成田病院心療内科部長
同大学大学院医学研究科教授

がん研病院副院長・医大教授など
名医７人が推奨！

がんとたたかう
最高のヨガ大全

2021年4月20日　第1刷発行

編集人　前薗成美
編　集　わかさ出版
編集協力　オーエムツー／荻 和子　梅沢和子
戸田眞澄
装　丁　下村成子
本文デザイン　赤坂デザイン制作所
イラスト　魚住理恵子
撮　影　福田 諭（fort）
モデル　村川敦子（プレステージ）
発行人　山本周嗣
発行所　株式会社文響社
〒105-0001　東京都港区虎ノ門２丁目２－５
共同通信会館９階
ホームページ　https://bunkyosha.com
お問い合わせ　info@bunkyosha.com
印刷・製本　三松堂株式会社

ISBN 978-4-86651-364-5

本書は専門家の監修のもと安全性に配慮して編集していますが、本書の内容を実践して万が一体調が悪化する場合は、すぐに中止して医師にご相談ください。また、疾患の状態には個人差があり、本書の内容がすべての人に当てはまるわけではないことをご承知おきのうえご覧ください。